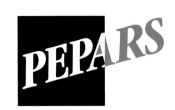 

【ペパーズ】
編集企画にあたって…

　これまで私が携わった本誌の特集は植皮術，局所皮弁，血管吻合といった手技によるものでしたが，今回は「外陰部の形成外科」という部位に関する企画となりました．私自身は外陰部の皮弁による再建手術に長年取り組んできたために，このような機会を与えていただいたのだと思います．外陰部は排泄や歩行に関して機能的にとても大切な部位であり，露出部とは対極にある部位でありながら整容的に優れた仕上がりが術後に高い機能性を発揮します．

　外陰部の疾患で手術が適用されるものは多彩であり，先天性疾患，良性疾患，悪性疾患や美容外科的なものまで含まれます．本企画では，それぞれについての専門家に執筆を行っていただきました．皮膚腫瘍については中村泰大先生（埼玉医科大学国際医療センター皮膚腫瘍科・皮膚科）に，同部を診察する上で遭遇することのあるものを解説していただきました．先天性疾患については三川信之先生（千葉大学形成外科）と宮原義也先生，山田秀人先生（神戸大学産婦人科）に尿道下裂とロキタンスキー症候群について，それぞれ解説いただきました．先天性疾患に対する解剖学的な知識や手技に関する知識は同部に対する様々な手術の参考になるはずです．再建手術に関しては薄筋皮弁を櫻庭　実先生（岩手医科大学形成外科）に，遊離皮弁を宮本慎平先生（東京大学形成外科）にお願いして，殿溝皮弁は徳島大学で担当いたしました．一つの疾患に対して，複数の手術方法を準備して，個々の症例の状態に応じて，また術者や施設に応じて術式が決定されると，手術結果はよりよいものになるでしょう．そして，美容的な手術に関して土井秀明先生（こまちクリニック）に解説していただきました．一般的な診療では遭遇しないかもしれませんが，形成外科医としてこれらの手技を知っていることは大切かと思います．性同一性障害における外陰形成術に関しては，難波祐三郎先生（岡山大学病院ジェンダーセンター）と百澤　明先生（山梨大学形成外科）に原稿を執筆していただきました．ご存知ように本年4月から保険収載となった手術であり時期的にも適当であったと思います．

　本誌は外陰部の疾患を扱う臨床家にとって大変有意義なものに仕上がったと自負しています．本誌の論文を参考にして，外陰の様々な疾患に関する知識や手術手技を駆使して機能的に優れた手術結果が得られるように期待いたします．全ての筆者の先生，本企画を採用していただいた本誌編集主幹の上田晃一，大慈弥裕之両先生，そして編集の鈴木由子さまに深謝いたします．

2018年5月

橋本一郎

KEY WORDS INDEX

和　文

ー あ 行 ー
一期的修復術　7
陰核包皮切除術　49
陰茎形成術　55

ー か 行 ー
外陰部再建　27,35,43
外陰部皮膚腫瘍　1
胸背動脈穿通枝　43
ケイラット紅色肥厚症　1
広背筋　43
骨盤内臓全摘術　35

ー さ 行 ー
術後合併症　7
小陰唇縮小術　49
女性から男性への性転換症　55
人工真皮　20
性同一性障害　55,63
性別適合手術　55,63
造腟術　20

ー た 行 ー
腟縮小術　49
殿溝皮弁　35

ー な 行 ー
内陰部動脈穿通枝皮弁　35
二期的修復術　7
乳房外 Paget 病　1
尿道延長術　55
尿道下裂　7
尿道形成術　7

尿道板　7

ー は 行 ー
薄筋皮弁　27
薄筋弁　27
腹腔鏡　20
包茎手術　49
ボーエン様丘疹症　1
ボディピアス　49

ー ら 行 ー
ロキタンスキー症候群　20

欧　文

ー A・B ー
atelocollagen sponge　20
body piercings　49
Bowenoid papulosis　1

ー E・F ー
erythroplasia of Queyrat　1
extramammary Paget disease　1
female to male transsexual　55

ー G～I ー
gender identity disorder　55,63
genital skin tumor　1
gluteal fold flap　35
gracilis muscle flap　27
gracilis musculocutaneous flap
　　　　　　　　　　　27
hypospadias　7
internal pudendal artery perfora-
　tor flap　35

ー L～N ー
laparoscopy　20
latissimus dorsi　43
male to female sex reassignment
　surgery；MTFSRS　63
Mayer-Rokitansky-Küster-Hau-
　ser syndrome　20
nymphectomy　49

ー O・P ー
one-stage repair　7
pelvic exenteration　35
perineal reconstruction　43
phalloplasty　55
posthetomy　49
posthetomy of the clitoris　49
postoperative complications　7

ー S・T ー
sex reassignment surgery　55,
　63
thoracodorsal artery perforator
　　　　　　　　　　　43
two-stage repair　7

ー U・V ー
urethral elongation　55
urethral plate　7
urethroplasty　7
vagina reduction　49
vaginoplasty　20
vulvar reconstruction　27,35

WRITERS FILE

ライターズファイル（五十音順）

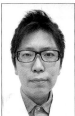

安倍　吉郎
（あべ　よしろう）

- 2000年　徳島大学卒業
- 2000年　同大学医学部附属病院形成外科
- 2002年　財団法人竹田綜合病院形成外科
- 2004年　名古屋掖済会病院整形外科
- 2005年　徳島大学医学部附属病院形成外科
- 2007年　同大学病院形成外科，診療助教
- 2008年　山口大学皮膚科，助教
- 2010年　徳島大学病院形成外科，診療助教
- 2014年　同大学形成外科，助教
- 2015年　同大学形成外科，講師
- 2016年　同大学形成外科，准教授

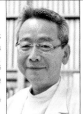

難波祐三郎
（なんば　ゆうざぶろう）

- 1987年　香川医科大学卒業
- 1987年　岡山大学整形外科入局
- 1989年　岡山済生会病院形成外科
- 2001年　岡山大学病院形成外科，助手
- 2004年　同大学大学院形成再建外科，講師
- 2006年　同大学大学院形成再建外科，助教授
- 2010年　同大学病院ジェンダーセンター，センター長
- 2013年　同大学病院ジェンダーセンター，教授

宮原　義也
（みやはら　よしや）

- 1996年　熊本大学卒業
- 1996年　同大学医学部附属病院産科婦人科，研修医
- 1998年　同大学大学院医学系研究科（博士課程）入学
- 2002年　兵庫県立淡路病院産科婦人科，医長
- 2004年　兵庫県立成人病センター婦人科，医長
- 2010年　神戸大学医学部附属病院産科婦人科，特命助教
- 2011年　同大学医学部附属病院産婦人科，助教
- 2013年　同大学大学院医学研究科産科婦人科学分野，講師

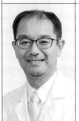

櫻庭　実
（さくらば　みのる）

- 1990年　弘前大学卒業
- 　　　　山形県立中央病院，初期研修医
- 1994年　弘前大学大学院修了
- 　　　　山形県立中央病院形成外科
- 1997年　国立がんセンター東病院，がん専門修練医
- 1998年　同センター中央病院・東病院形成外科，医師併任
- 2003年　Gent大学（ベルギー）形成外科留学
- 2006年　国立がんセンター東病院形成外科，医長
- 2010年　国立がん研究センター・中央病院併任，頭頸部腫瘍科・形成外科副科長
- 2012年　同センター東病院形成外科，科長
- 2016年　岩手医科大学形成外科，教授

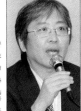

橋本　一郎
（はしもと　いちろう）

- 1988年　徳島大学卒業
- 　　　　同大学皮膚科（形成外科診療班）入局
- 1991年　高知赤十字病院形成外科
- 1992年　徳島大学皮膚科（形成外科診療班）
- 1996年　同大学形成外科
- 1999年　同，助手
- 2005年　豪州 Bernard O'Brien Institute of Microsurgery 留学
- 2007年　徳島大学形成外科，講師
- 2008年　同，准教授
- 2018年　同，教授

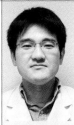

宮本　慎平
（みやもと　しんぺい）

- 2001年　東京大学卒業
- 　　　　同大学形成外科入局
- 2002年　東名厚木病院形成外科
- 2003年　杏林大学形成外科，助手
- 2007年　国立がんセンター東病院形成外科
- 2010年　国立がん研究センター中央病院形成外科
- 2018年　東京大学形成外科，講師

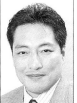

土井　秀明
（どい　ひであき）

- 1987年　大阪医科大学卒業
- 　　　　関西医科大学形成外科入局
- 1990年　同大学，助手
- 1992年　三世会河内総合病院形成外科，医長
- 1994年　関西医科大学形成外科，助手
- 1999年　同大学移植センター，助手
- 2001年　同大学形成外科，講師
- 　　　　同大学移植センター，講師
- 2002年　こまちクリニック，院長
- 　　　　関西医科大学形成外科，非常勤講師

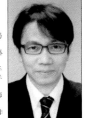

三川　信之
（みつかわ　のぶゆき）

- 1991年　東京医科大学卒業
- 　　　　昭和大学形成外科入局
- 1995年　同大学大学院修了
- 1997年　同大学形成外科，助手
- 1998年　丸山記念総合病院形成外科，部長
- 2000年　聖マリア病院形成外科
- 2002年　同，部長
- 2009年　昭和大学形成外科，専任講師
- 　　　　Great Ormond Street Hospital for Children, Craniofacial Center（London）留学
- 2010年　Necker小児病院，Craniofacial Unit（Paris）留学
- 2011年　千葉大学大学院医学研究院形成外科学，准教授
- 2016年　同，教授

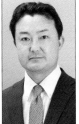

百澤　明
（ももさわ　あきら）

- 1995年　山梨医科大学医学部卒業
- 1997年　東京大学形成外科学教室入局
- 2001年　同，助手
- 2003年　杏林大学医学部形成外科，助手
- 2004年　同，講師
- 2007年　埼玉医科大学総合医療センター形成外科・美容外科，講師
- 2011年　同，准教授
- 2012年　山梨大学医学部附属病院形成外科，准教授

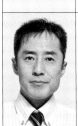

中村　泰大
（なかむら　やすひろ）

- 1997年　筑波大学卒業
- 　　　　同大学附属病院皮膚科，研修医
- 1998年　日立製作所多賀総合病院皮膚科，医員
- 1999年　虎の門病院皮膚科，後期専修医
- 2002年　筑波大学附属病院皮膚科，医員
- 2007年　同大学大学院博士課程修了
- 2007年　同大学皮膚科，講師
- 2013年　埼玉医科大学国際医療センター皮膚腫瘍科・皮膚科，准教授
- 2017年　独国 University of Duisburg-Essen 留学
- 2017年　埼玉医科大学国際医療センター皮膚腫瘍科・皮膚科，准教授

CONTENTS 外陰部の形成外科

編集／徳島大学教授　橋本一郎

外陰部に生じる皮膚腫瘍··中村泰大　　**1**

外陰部に生じる皮膚腫瘍は複数の診療科を横断する境界領域であり，形成外科の日常診療で重要と考えられる腫瘍について述べる．

尿道下裂··三川信之　　**7**

尿道下裂の術式には数百種類もの多種多様な方法が存在する．合併症をより少なくするため，術者には尿道下裂の十分な病態の把握と適切な術式の選択，さらには手術手技の習得が求められる．尿道下裂に対する手術方法と合併症の管理などについて，我々の方法も含めて概説する．

ロキタンスキー症候群··宮原義也ほか　　**20**

ロキタンスキー症候群は先天的に腟欠損を認め，従来から各種の造腟術が行われている．我々は腹腔鏡を併用し Wharton 法で形成した新生腔に人工真皮(アテロコラーゲン膜)を接着する手術を行っており良好な成績を得ている．

外陰部再建手術

1）薄筋皮弁···櫻庭　実ほか　　**27**

外陰部再建で頻用される代表的な皮弁である．薄筋弁・薄筋皮弁の基本的な解剖と皮弁の挙上方法について，具体例を挙げてポイントを解説して述べた．

2）殿溝皮弁···安倍吉郎ほか　　**35**

殿溝皮弁は十分な組織量と安定した血行を持つため，全外陰部の再建や骨盤内死腔の充填にも使用できる汎用性の高い優れた皮弁である．

3）遊離皮弁···宮本慎平　　**43**

局所・有茎皮弁での再建が難しい広範な外陰欠損に対しては，遊離広背筋皮弁や胸背動脈穿通枝皮弁での再建が有力な選択肢となり得る．

前付 *4*

◆編集顧問／栗原邦弘　中島龍夫
　　　　　　百束比古　光嶋　勲
◆編集主幹／上田晃一　大慈弥裕之

【ペパーズ】
PEPARS No.137/2018.5◆目次

外性器の美容外科……………………………………………土井秀明ほか　**49**
　　　外性器の美容外科治療法を紹介する．代表的な術式については，具体的な解説を
　　　加えている．

性同一性障害における外陰部形成術
　1）性同一性障害FTM患者に対する性別適合手術……………難波祐三郎　**55**
　　　GID・FTM患者に対する外陰部形成術（尿道延長術，陰核陰茎形成術，陰茎形成
　　　術）の術式と合併症について解説する．
　2）MTF性同一性障害者に対する性別適合手術………………百澤　明　**63**
　　　造腟腔の作成，尿道・陰茎海綿体の剥離切断など，出血しやすい手術操作が多い
　　　ため，出血をコントロールし大量出血を防ぐことが最も重要である．

ライターズファイル……………………………前付3
Key words index ……………………………前付2
PEPARS　バックナンバー一覧……………76～77
PEPARS　次号予告……………………………78

「PEPARS®」とは Perspective Essential Plastic
Aesthetic Reconstructive Surgery の頭文字よ
り構成される造語．

前付 5

好評書籍のご案内

カラーアトラス
乳房外Paget病
―その素顔―

著者：熊野公子、村田洋三
　　　（兵庫県立がんセンター）

目　次

第Ⅰ章　乳房外 Paget 病と serendipity の世界
第Ⅱ章　乳房外 Paget 病の興味深い基礎知識
第Ⅲ章　乳房外 Paget 病の素顔に出会う術
第Ⅳ章　男性の外陰部乳房外 Paget 病の臨床パターン
第Ⅴ章　女性の外陰部乳房外 Paget 病の臨床パターン
第Ⅵ章　発生学から乳房外 Paget 病を俯瞰する：多様な皮疹形態の統一的理解
第Ⅶ章　外陰部以外の乳房外 Paget 病の特徴
第Ⅷ章　稀に出会う興味深い症例
第Ⅸ章　乳房外 Paget 病の鑑別診断
第Ⅹ章　乳房外 Paget 病の手術治療の進め方
第Ⅺ章　進行期の乳房外 Paget 病の話題

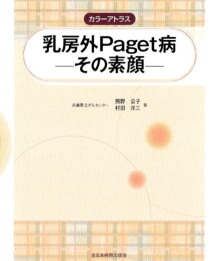

B5 判　オールカラー　252 ページ
定価（本体価格 9,000 円＋税）
ISBN：978-4-86519-212-4 C3047

乳房外 Paget 病とは何か？　謎に満ちたこの腫瘍の臨床的課題に長年にわたって全力をあげて取り組み、数々の画期的業績を上げてこられた著者らが待望の書籍を刊行した。臨床に即した実践的内容の書物であるが、最近はやりの安直・マニュアル本とはまったく異なる。本書は乳房外 Paget 病を扱いながらも、その思想は広く医療の全般に通底する。皮膚腫瘍学のみでなく、臨床医学の思考能力を深め、実践的力量を高めるうえで必読の名著である。

（斎田俊明先生ご推薦文より抜粋）

本書は熊野公子、村田洋三の名コンビによるおそらく世界初の、Paget 病に関する総説単行本である。最近は EBM（Evidenced Based Medicine）という言葉がはやりだが、私（大原）は文献報告を渉猟・集積しただけでは真の EBM ではないと考えている。本書のように、長年にわたる多数例を自らが経験すればこそ、そのなかから普遍的な真理が演繹的に導き出されるのである。
両先生のライフワークである本書の完成を心から喜ぶものである。

（大原國章先生ご推薦文より抜粋）

全日本病院出版会

〒113-0033　東京都文京区本郷 3-16-4
Tel：03-5689-5989　　Fax：03-5689-8030
http://www.zenniti.com

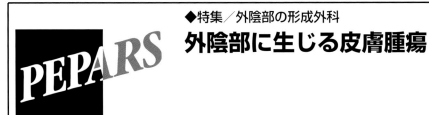

◆特集/外陰部の形成外科
外陰部に生じる皮膚腫瘍

中村　泰大*

Key Words：外陰部皮膚腫瘍(genital skin tumor)，ボーエン様丘疹症(Bowenoid papulosis)，ケイラット紅色肥厚症 (erythroplasia of Queyrat)，乳房外 Paget 病(extramammary Paget disease)

Abstract　外陰部の皮膚腫瘍は日々の診療において時折遭遇する．外陰部に好発する真の腫瘍は少ないものの，外陰部に特徴的に発生する腫瘍は知っておく必要がある．一方で，外陰部に発生する腫瘍の多くは，他の体表皮膚と同様に偶発性に生じる．解剖学的部位の特性上，泌尿器科，産婦人科，皮膚科，形成外科，外科，小児科などで扱われる境界領域であるため，正確な診断に基づく複数科の垣根を越えた適切な治療が重要となる．
　本稿では形成外科医にとって日常診療で留意すべき外陰部皮膚腫瘍につき述べる．

はじめに

　外陰部は男性では陰茎と陰嚢，女性では恥丘，大陰唇，小陰唇，陰核，腟前庭を含む領域と定義される．外陰部に生じる皮膚腫瘍は解剖学的に特徴的な腫瘍，および偶発性に生じるものを含めると多種多様であり，泌尿器科，産婦人科，皮膚科，形成外科，外科，小児科などの複数科の日常診療で遭遇する機会がある．
　本稿では，① 外陰部に特徴的な腫瘍と ② 偶発性に発生する腫瘍で，診断・治療の点から形成外科医にとって重要と思われるものにつき触れる．なお，性感染症，ボーエン様丘疹症を除くウイルス感染症に伴う外陰部病変は本稿の趣旨から外れるため割愛する．

外陰部に特徴的な腫瘍

1．皮膚良性腫瘍
A．Parameatal urethral cyst(傍尿道口囊腫)
(図1)

　傍尿道口囊腫は，乳児検診で 0.6% の割合で見出され[1]，尿道口唇部囊腫が最も発生頻度が高い[2]．成因については尿道側管の先天的(迷入)，後天的異常(閉塞)により粘液貯留をきたし発生する説が一般的である[3]．治療は多くの症例で症状を欠き放置されるが，腫瘍径が大きく排尿異常や性交障害をきたす場合や，整容的見地から局所切除が行われる．

B．疣贅状黄色腫(verruciform xanthoma)
(図2)

　正脂血性患者に生じる非腫瘍性の黄色腫である[4]．外陰部と口腔粘膜に好発し，その他の部位にはほとんどみられない．外陰では高齢男性での発生が多く，そのほとんどは陰嚢に発生する[5]．有茎性・広基性の桑実状腫瘍の臨床像を呈し，多発例も少なくない[5]．成因としては，陰嚢，口腔内とも表皮ないし上皮が薄く，外的刺激を受けやすい部位に発生することから，外的刺激が発生に関

---

* Yasuhiro NAKAMURA, 〒350-1298　日高市山根1397-1　埼玉医科大学国際医療センター皮膚腫瘍科・皮膚科，准教授

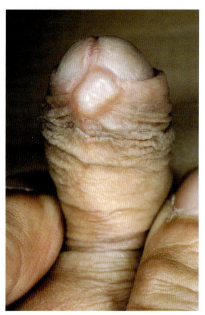

図 1.
小児にみられた傍尿道口囊腫
(赤坂虎の門クリニック皮膚科,大原國章先生よりご提供)

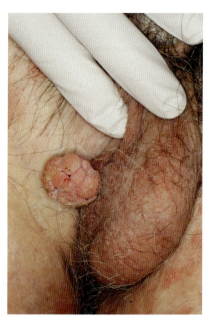

図 2.
陰囊に発症した疣贅状黄色腫
(日立総合病院皮膚科,伊藤周作先生よりご提供)

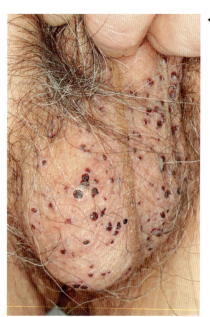

図 3.
被角血管腫
男性陰囊発生例(日立総合病院皮膚科,伊藤周作先生よりご提供)

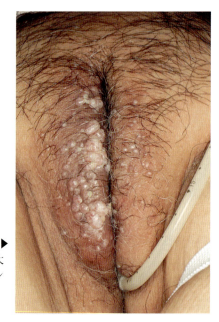

図 4.
子宮頸癌術後に生じた大陰唇の後天性限局性リンパ管腫

わると考えられている．治療は外科切除となり，茎の細い病変が多いことから切除も容易である．

C．陰囊被角血管腫(angiokeratoma scroti)（図3）

　被角血管腫の一型のうち，陰囊被角血管腫は頻度が最も高く，高齢男性に多くみられる．臨床所見は径4mm程度までの紅色丘疹が思春期頃より陰囊に出現し，加齢とともに徐々に増大・増数する．臨床所見のみで容易に診断が可能である．成因として局所的な静脈圧亢進がその発症に関与するとされる[6]．治療は炭酸ガスレーザーによる焼灼が一般的である．

D．後天性限局性リンパ管腫（図4）

　大陰唇を中心に透明な内容液を有する丘疹が多発性に生じる．成因は主として婦人科疾患の手術などにより鼠径骨盤内およびその周辺のリンパ管が傷害を受け，正常のリンパ流が阻害されることにより生じる．治療は一般に炭酸ガスレーザーによる焼灼が行われるが難治である．

図 5.
閉経後女性に発症した尿道カルンクル
外尿道口を塞ぐように紅色小腫瘤がみられる.

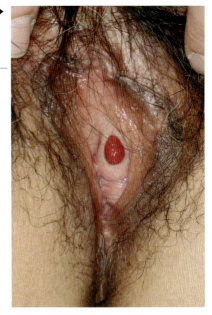

E．尿道カルンクル(図5)

外尿道口部にみられる紅色調の有茎性および無茎性ポリープで, 閉経期以降の女性に見られることが多い. 通常無症状のことが多いが, 出血, 疼痛や頻尿を伴うことがある. 好発部位は尿道後壁 6 時方向である. 成因としてはエストロゲン欠乏に伴う尿道粘膜の脱出や, 外的刺激による慢性炎症から出血, 壊死, 炎症性増殖を生じたものと推測されている[7]. 治療は, まず保存的にステロイド軟膏塗布など抗炎症作用のある外用剤を用いるが, 治療抵抗性でサイズが大きく炎症, 疼痛, 出血や排尿に支障をきたす場合には手術の適応となる.

F．Bowen 様丘疹症 (Bowenoid papulosis) (図 6)

外陰・肛門部の皮膚・粘膜に生じる褐色調の多発性丘疹である. 20～30 歳代の性活動の盛んな年代に好発し, 成因として多くは粘膜型ハイリスク HPV(HPV16, 18, 31, 33 など)が関与している[8]. Bowen 病(SCC *in situ*) 様の異型を認める病理所見に反して, 臨床的には良性の経過をたどるとされ, 自然治癒[9]も報告されている. そのため本稿では良性腫瘍に分類しているが, 稀に Bowen 病[10]や SCC[11] に進展した報告もある. 病理所見のみでは Bowen 様丘疹症と Bowen 病の鑑別は困難であり, 両者の鑑別は臨床所見を加味して考える必要がある[12]. 治療は電気焼灼, 液体窒素, 炭酸ガスレーザーなどが行われているが, 最近ではイミキモド外用が奏効した例も報告されている[13].

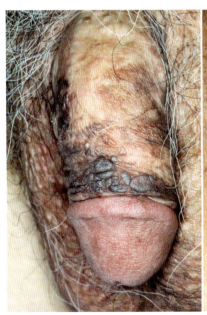 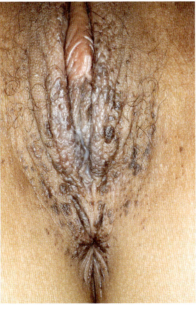

a | b

図 6.
Bowen 様丘疹症
 a：55 歳, 男性例
 b：19 歳, 女性例
(赤坂虎の門クリニック皮膚科,
大原國章先生よりご提供)

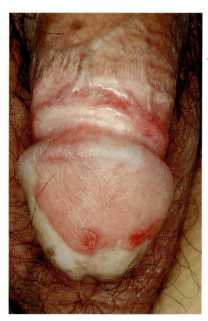

▶図 7.
Queyrat 紅色肥厚症

3．皮膚悪性腫瘍

A．Queyrat 紅色肥厚症 (erythroplasia of Queyrat)（図 7）

陰茎亀頭に生じる鮮紅色ビロード状外観の上皮内癌で，組織所見は Bowen 病と同様の所見を呈する．成因については包茎者に多く，割礼者にはみられないことから，局所慢性刺激が関与すると考えられている[14]．HPV-16 などパピローマウイルスの関与も示唆されている[15]．治療は外科手術が一般的である．5-FU 軟膏，ブレオマイシン軟膏，液体窒素療法も用いられるが局所制御は手術に劣る．近年ではイミキモド外用の報告もある[15]．

B．乳房外 Paget 病 (extramammary Paget disease)（図 8）

外陰部に脱色素斑，紅斑，茶褐色斑，びらんなどを含む局面として生じる．皮膚原発の上皮内腺癌で，進行すると結節・腫瘤が局面内に生じ，浸潤性病変となる．成因については諸説あるが未だ特定されていない．高齢者に好発し，腋窩や臍周囲などアポクリン腺分布が豊富な部位に多発することもある．

治療は外科手術となり，所属リンパ節転移までが手術適応となる．病変辺縁が不明瞭なことがあり，術前にマッピング生検による病変範囲の確認が必要なことも多い．通常，原発巣切除後の皮膚欠損は広範囲に及び，男性例では植皮術，女性例では植皮術または皮弁術での再建が必要となる．所属リンパ節転移例にはリンパ節郭清術を行う．所属リンパ節転移の早期発見のためにセンチネルリンパ節生検をすすめる報告もあるが，予後延長効果については不明である[16]．現在本邦での保険適用はない（2018 年 3 月現在）．

a | b

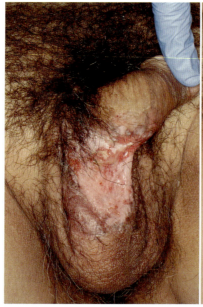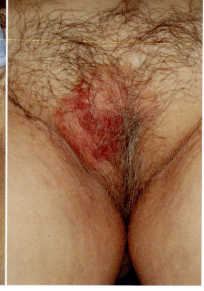

図 8.
乳房外 Paget 病
　a：男性例
　b：女性例

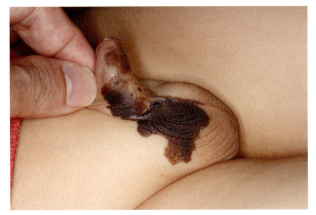
図 9. 小児の先天性色素性母斑

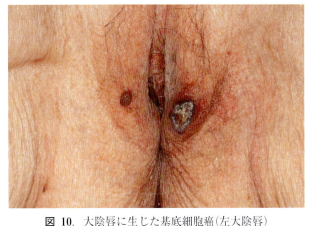
図 10. 大陰唇に生じた基底細胞癌（左大陰唇）右側の腫瘍は軟性線維腫

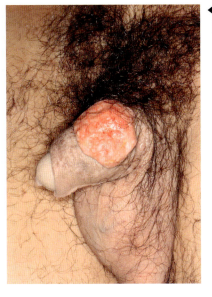
◀図 11.
陰茎癌

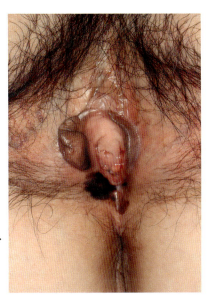
図 12. ▶
女性外陰部に生じた悪性黒色腫（in situ 病変）

偶発性に発生する腫瘍

　形成外科医にとって手術治療で重要と考えられるものにつき触れる．

1. 先天性色素性母斑(congenital melanocytic nevus)（図 9）

　生下時より生じる色素性母斑であり，範囲が大きい場合，治療に難渋する．小型病変の場合は単純縫縮ないし植皮術，巨大病変の場合はレーザー治療での対処が一般的である．

2. 基底細胞癌(basal cell carcinoma)（図 10）

　偶発性に外陰部に生じることがある．その多くは小型病変であるため，外科治療は容易である．

3. 有棘細胞癌(squamous cell carcinoma)（図 11）

　婦人科領域，泌尿器科領域では女性外陰癌，陰茎癌として扱われるが，病理組織型は皮膚の有棘細胞癌である．硬化性萎縮性苔癬からの発生例も経験する．婦人科・泌尿器科領域の治療方針と，皮膚科領域の治療方針は特にリンパ節郭清を中心に考え方が異なる．組織型に基づく治療方針の統一が望まれる．

4. 悪性黒色腫(malignant melanoma)（図 12）

　有棘細胞癌と同様に，外陰に生じた場合，婦人科領域では外陰癌に包含して治療方針が決定されることが多いかと思われる．やはり私見を言えば，

組織型に基づく悪性黒色腫治療指針との統一が望まれる.

まとめ

外陰部に生じる皮膚腫瘍につき，形成外科日常診療で重要と思われる疾患を列挙，概説した．いずれの腫瘍においても治療前の正確な診断と，それに基づく適切な治療を選択することが肝要である．

参考文献

1）市川篤二ほか：性器会陰部縫線囊胞および管腔．尿路性器の先天異常．新臨床泌尿器科全書（第3巻B）．p.138-149，金原出版，1986.

2）窪田泰夫ほか：包皮縫線囊胞の2例．臨皮．**44**：303-306，1990.

3）川村繁美ほか：ポリープ型を呈した男子傍尿道口囊腫の1例．泌尿紀要．**46**：911-914，2000.

4）Shafer, W. G.：Verruciform xanthoma. Oral Surg Oral Med Oral Pathol. **31**：784-789, 1971.

5）松阪由紀ほか：Verruciform xanthoma の1例．臨皮．**66**：321-324，2012.

6）Agger, P., et al.：Angiokeratoma of the scrotum (Fordyce). A case report on response to surgical treatment of varicocele. Acta Derm Venereol. **50**：221-224, 1970.

7）Mirian, R. C., et al.：Urethral caruncle：clinico-

pathologic features of 41 cases. Human Pathology. **43**：1400-1404, 2012.

8）Ikenberg, H., et al.：Human papillomavirus type-16-related DNA in genital Bowen's disease and in Bowenoid papulosis. Int J Cancer. **32**：563-565, 1983.

9）Berger, B. W., et al.：Multicentric Bowen's disease of the genitalia：spontaneous regression of lesions. Arch Dermatol. **114**：1698-1699, 1978.

10）城野剛充ほか：【HPV 感染症の多様な世界　イボ・コンジローマ・Bowen 病】Bowen 病—Bowen 様丘疹症から発生した（？）1例．J Visual Dermatol. **9**：246-247，2010.

11）加茂理英ほか：Bowenoid papulosis から有棘細胞癌を発症した1例．Skin Cancer．**9**：118-122，1994.

12）江川清文：Bowen 様丘疹症および疣状癌：概念と病態．Skin Cancer．**25**：300-307，2010.

13）篠原　綾ほか：イミキモド5％クリームが奏効した bowenoid papulosis の1例．臨皮．**64**：615-618，2010.

14）千葉由幸ほか：Queyrat 紅色肥厚症の1例．Skin Cancer．**23**：364-366，2008.

15）Micali, G., et al.：Erythroplasia of Queyrat treated with imiquimod 5% cream. J Am Acad Dermatol. **55**：901-903, 2006.

16）Nakamura, Y., et al.：Usefulness of sentinel lymph node biopsy for extramammary Paget disease. Br J Dermatol. **167**：954-956, 2012.

◆特集／外陰部の形成外科

尿道下裂

三川　信之*

Key Words：尿道下裂(hypospadias)，尿道形成術(urethroplasty)，尿道板(urethral plate)，一期的修復術(one-stage repair)，二期的修復術(two-stage repair)，術後合併症(postoperative complications)

Abstract 尿道下裂は尿道口の位置異常，陰茎背側の余剰包皮，陰茎の腹側への屈曲変形を特徴とする小児の先天異常である．その手術目的は陰茎の屈曲の是正，亀頭先端まで新尿道を形成することである．以前は屈曲変形の原因とされた索(chordee)を切除した後に尿道形成術を行う二期的手術が主流であったが，現在では尿道板を温存しつつ屈曲を是正する一期的手術が一般的となっている．しかしながら，尿道下裂の程度や病態は様々であるため，それぞれの症例に応じた手術が行われる．本稿では尿道下裂に対する手術方法と注意点やコツを述べるとともに，周術期管理や合併症とその解決策も含めて解説する．

はじめに

尿道下裂は男子出生 250～300 人に 1 人に発生すると言われる小児の先天異常疾患で，低出生体重児に多く，また本邦よりも欧米に多いとされる．原因や遺伝性についてはいくつかの報告があるが明らかではなく，一方，性分化異常を伴う場合もある．尿道下裂の症状は外尿道口が亀頭先端に開口せずに陰茎腹側に存在し，程度の差はあれ，通常陰茎は腹側へ屈曲している．包皮はフード状となり陰茎背側に偏位するため，亀頭は露出した状態である．陰嚢の形態異常である陰茎陰嚢位置逆転を合併することがあり，二分陰嚢を伴う頻度が高い．また停留精巣や鼠径ヘルニアなどの合併も少なくない．

尿道下裂の手術治療については長年様々な工夫が行われており，術式は数百種類にも及ぶ．この事実は手術手技の困難さや合併症の多さを物語る

ものであり，術者には尿道下裂の十分な病態の把握と症例に応じた適切な術式の選択，卓越した手術手技の習得が要求される．

以下，尿道下裂に対する手術方法を詳述するとともに，周術期管理や合併症とその対処法などについても言及する．

分類と診断

外尿道口の位置により，亀頭型，冠状溝下型，陰茎型，陰茎陰嚢移行部型，陰嚢型，会陰型に分けられる(図 1)．しかし外尿道口の近位では尿道皮膚が膜のように薄く，海綿体構造を認めない場合も多い．よって手術治療に際してはよく観察することが必要で，その分類も尿道海綿体の発育度も含めて決定される．また術前，陰茎の側方より屈曲の程度や腹側の陰茎の長さなどを観察する．さらに背側の包皮の状態や陰嚢の形態異常なども把握しておく．精巣が触知できないなどの時は，性分化異常疾患を疑い，染色体検査や内分泌検査を施行する．

---

* Nobuyuki MITSUKAWA，〒260-8670　千葉市中央区亥鼻 1-8-1 千葉大学大学院医学研究院形成外科学，教授

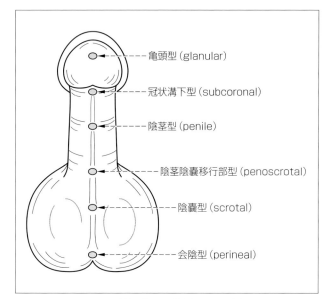

図 1. 外尿道口の位置による分類

臨床症状と手術適応

　尿道下裂が臨床的に問題となる症状は次の通りである．① 通常は排尿に問題はないが，陰茎型より近位のタイプでは立位排尿ができない．② 陰茎の腹側への屈曲のためまっすぐ勃起せず，将来的には性交や腟内射精にも支障をきたす可能性がある．③ そして整容的な問題である．亀頭型のような遠位尿道下裂で機能的問題がない場合，手術をしないことや陰茎の屈曲の修正のみにとどめることもあるが，多くの症例では尿道形成術の適応となる．

手術時期

　米国の小児科学会のガイドラインでは患児の精神的な問題，母子分離の問題，body image 形成の観点から 6 か月～1 歳までの手術を推奨している[1]．この時期はまだ歩行もしないため術後管理も楽であり，排尿も反射的であるため術後のトラブルも少ないというメリットがある．しかしながら日本人においては，この時期はまだ陰茎や亀頭が小さいため手術がやりづらく，作成した外尿道口や亀頭内尿道の狭窄，亀頭離開といった合併症も起こりやすい．よって筆者は，高度な近位型下裂で二期手術を要する症例以外，症例によっては聞き分けのよくなる 2 歳後半～3 歳まで待機する場合もある．ただしトイレトレーニングの問題もあり，極力治療を早期に終了するという方針には変わりはない．一方，亀頭幅が 12 mm 未満の症例には男性ホルモン剤の投与により陰茎の増大を図る方針もあるが，幼児への頻回の筋注は望ましくなく，生理的な治療ではなく副作用も明らかでない点，創傷治癒に影響を及ぼす点などから，筆者は行っていない．また経験上，ホルモン治療は陰茎の太さの増大はあっても長さの増大は見込めない印象を持っている．

尿道下裂修復術

　尿道下裂の手術目的は，陰茎の屈曲の矯正と立位排尿が可能な亀頭先端までの新尿道の形成，さらには外観の是正である．尿道下裂の術式については過去より数多の報告がなされ，今もなお，各施設で術者が独自に最良と考える方法を用いているのが現状である．しかしながら，尿道下裂の病態は多種様々であるため，それぞれの状態に応じた適切な術式の選択が大切であり，複数の術式を習得，精通しておく必要があるだろう．
　以下，手術の基本的なテクニック，本邦で行われている一般的な術式，周術期の管理，さらには筆者の方法などを述べる．

1．執刀前準備

　小児であるため全身麻酔で行うが，できれば仙骨麻酔(硬膜外ブロック)を併用してもらう．体位は両脚を開き，軽く膝関節を曲げた仰臥位で行っている．亀頭に癒着した包皮は完全に剝離しておく．5-0 針付きナイロン糸を亀頭に掛け，支持糸として牽引に用い，また外尿道口より 8～10 Fr. のカテーテルを留置する．なお筆者は，陰茎形成術(屈曲修正)には 3 倍以上のルーペ，尿道形成術には手術用顕微鏡を用いて手術を行っている．

2．皮膚切開

　外尿道口の位置に陰茎の屈曲具合を加味して手術法を決定し，それに応じて皮膚切開のデザインをする．エピネフリン加リドカイン液を切開線に

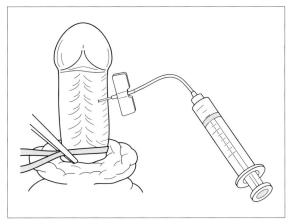

図 2. 人工勃起

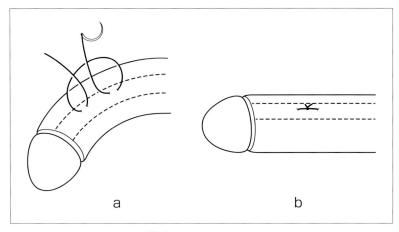

図 3. Dorsal plication
最大屈曲部の陰茎背側 12 時の部分の Buck 筋膜を切開し，陰茎白膜を露出させる．5-0 モノフィラメント非吸糸を用いて白膜を縫縮し，屈曲を矯正する（破線は神経血管束を示す）．

沿って皮下注し，出血を減らすとともに皮膚剥離を容易にする．

3．陰茎形成術（屈曲修正）

陰茎の腹側への屈曲は，陰茎包皮の異常癒着，尿道と尿道板の短縮，陰茎海綿体自体の形成異常などの成因によると言われている[2]．以前は屈曲変形の原因とされた索の切除（chordotomy）が屈曲修正のための重要な手技であった．しかし，索組織が病理学的に尿道海綿体と同一の構造物である[3]と証明された現在，包皮を陰茎の根部まで剥離する degloving によって屈曲を是正する．Degloving では Buck 筋膜に沿って包皮を尿道の近位側まで完全に剥離するが，包皮側には皮下組織（肉様膜や dartos）を十分に付着させる．Degloving 後も屈曲が残る場合は，尿道板（外尿道口から遠位の尿道粘膜と低形成な尿道海綿体）や尿道を両側方より陰茎海綿体から丁寧に剥離する．それでも屈曲が残る場合は，冠状溝レベルで尿道板を離断することで屈曲を解除し，尿道形成術を施行する．必要に応じ，陰茎海綿体内に生理食塩水を注入する人工勃起によって確認を行う（図 2）．軽度の屈曲が残存する際は，陰茎背側の海綿体を縫縮する dorsal plication を行う（図 3）[4]．

4．尿道形成術

尿道形成術は陰茎背側包皮や尿道板を用いる方法が一般的である．尿道形成は 7-0 吸収糸を使用して縫合し，尿道内腔に糸が出ないように埋没させて皮下組織を縫合する．連続縫合を好む術者もいるが，筆者は 7-0 PDS® を用い，顕微鏡下に結節縫合を丁寧に行っている．どの尿道形成術にも言

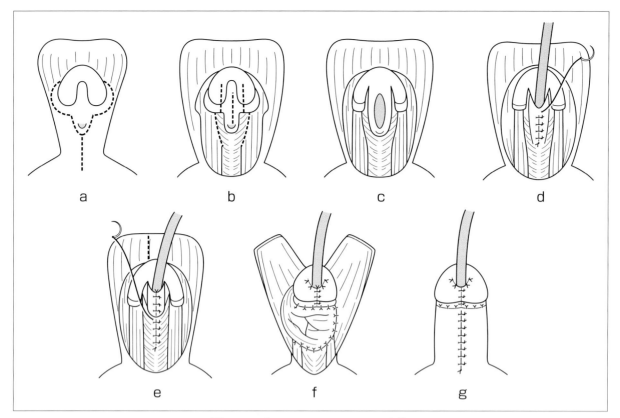

図 4. TIP(tabularized incised plate)法
a：包皮内板から外尿道口の近位を回る皮膚切開をデザイン
b：Degloving して陰茎の屈曲を修正
c：尿道板の正中を切開して幅を拡げる．Glans wing を作成
d：尿道を形成
e：尿道海綿体による2層目の縫合
f：皮下結合組織で新尿道を，Byars flap で陰茎腹側を被覆
g：術直後

えることだが，形成した尿道を血行豊富な周囲の結合組織で幾重にも被覆することが，瘻孔などの術後合併症を予防する最大のポイントである．また筆者は亀頭や陰茎の皮膚縫合線が正中で尿道形成の縫合線と一致しないよう，極力留意している．

尿道下裂の尿道口の位置により，軽度，中度，高度に分類し，それぞれの代表的術式を以下に解説する．

A．軽度(亀頭冠状溝〜陰茎遠位部型)

TIP(tabularized incised plate)法は温存した尿道板で亀頭までの尿道形成を行う術式で，1994年に Snodgrass[5] が報告して以来，手術手技が容易，尿道皮膚瘻の合併症が少なく，正常に近いスリット状の外尿道口が形成されるなどの利点から，多くの施設で頻用される最も標準的な方法となっている[6)7)]．手術は亀頭周囲の包皮内板から外尿道口の近位を回る皮膚切開を置き，degloving して陰茎の屈曲を修正する．尿道板の幅が尿道形成に十分であることが少ないので，尿道板の正中を切開して幅を拡げる．尿道板の両端を正中で縫合して，旧尿道口から亀頭までの尿道形成を行う．尿道板の左右で剝離しておいた海綿体で2層目の縫合を行い，さらに背面包皮からの肉様膜で新尿道を被覆する(図4)．その後，亀頭形成，そして Byars flap をトリミングしながら創閉鎖する．

一方，尿道板の幅が狭く溝が浅い場合，亀頭部先端まで TIP 法で尿道を形成すると，尿道狭窄や外尿道狭窄をきたしやすい[8)]．そのような症例

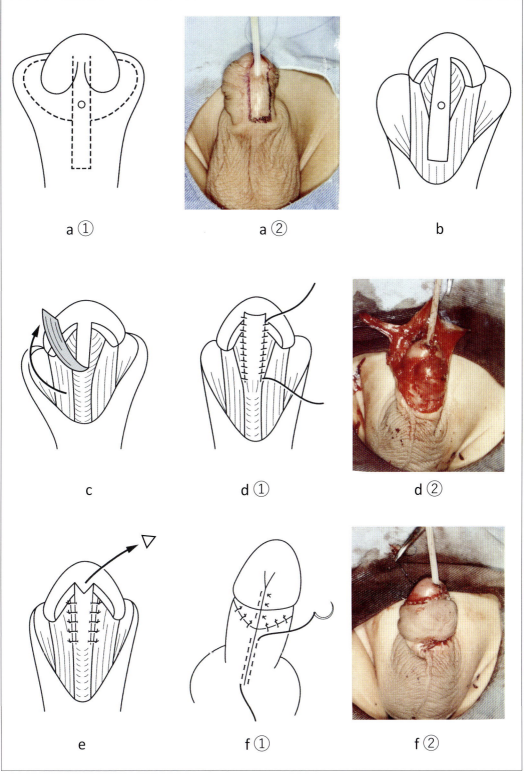

図 5. Mathieu 法
a：外尿道口より近位に，外尿道口から亀頭先端の長さより長めに約 10 mm 幅の flap をデザイン．亀頭中央帯の切開幅は 6 mm とする．その他は亀頭冠状溝に沿った切開
b：Degloving して陰茎の屈曲を修正
c：尿道口近位の皮膚弁を挙上して翻転．外尿道口近くの皮膚は薄いので付近まで剝離しない．
d：尿道を形成
e：スリット状の尿道口作成のため，flap の先端を V 字状にトリミング
f：皮下結合組織で新尿道を，Byars flap で陰茎腹側を被覆(② 亀頭や陰茎の皮膚縫合線が正中にならないように工夫)

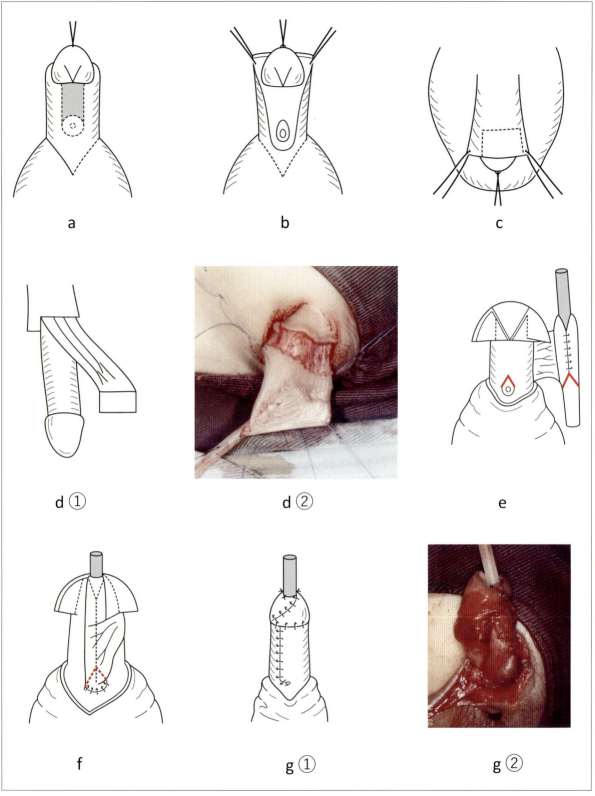

図 6-a〜g. Duckett 変法

a，b：冠状溝周囲を切開して尿道板を切離．近位へ剥離して degloving し，屈曲を是正
c：包皮皮下茎皮弁は左右どちらかに寄せてデザイン
d：包皮皮下茎皮弁の挙上
e：新尿道と glans wing を作成
f：作成した尿道と旧外尿道口の吻合，および亀頭と縫着．術後狭窄を予防のため，両者に三角弁を挿入
g：Glans wing を 2 層に縫合して亀頭形成．尿道は皮下結合組織で 2〜3 重に被覆．Byars flap を作成
（イラストは文献 15 より引用．一部改変）

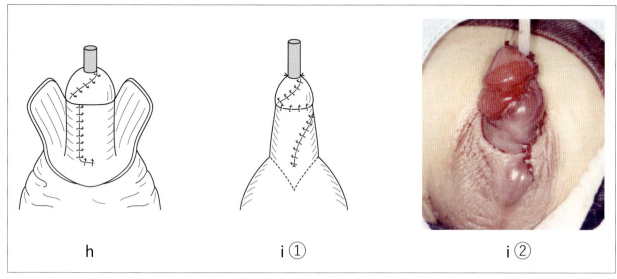

図 6-h, i. Duckett 変法
h：Byars flap で陰茎腹側を被覆
i：術直後．亀頭や陰茎の皮膚縫合線が正中にならないように工夫
（イラストは文献 15 より引用．一部改変）

に対しては，従来から遠位型尿道下裂に行われてきた flip-flap 法（Mathieu 法など）を行う（図5）[9)～11)]．外尿道口では，flap の先端を V 字状にトリミングすることで自然なスリット状の尿道口ができる[12)]．なお，MAGPI（meatal advancement and glanuloplasty incorporated）法は以前，冠状溝より遠位の症例に使用されたが，外尿道口後退の問題があり，その適応は減少している．

B．中等度(陰茎中央部〜陰茎陰囊移行部型)

軽度の場合と同様，基本的に尿道板を温存してTIP 法に準じた皮膚切開・皮下剝離を行う．背側は肉様膜を陰茎提付近まで，腹側は尿道海綿体を露出しながら尿道球部付近まで剝離する．尿道板の連続性が温存できても尿道板の幅が不十分な場合は，onlay island flap 法を用いる[13)]．本法は背側包皮から長方形の flap を採取し，皮下組織を付着させて腹側に回し尿道板と縫合して尿道形成する．

しかしながら，中等度の尿道下裂では degloving，さらには dorsal plication によっても陰茎の屈曲が是正できない場合も多い．やむを得ず尿道板を離断した場合は，陰茎背側包皮内板で皮膚管を作成し，これを腹側に回して外尿道口と端々吻合する TPIF（transverse preputial tabularized island flap）法（Duckett 法）[14)]がよく用いられる．本法では有茎部分に緊張がかからないように十分な剝離を行わないと陰茎の回転が生じる．筆者は大隅らの報告[15)]をもとに，皮下茎部分を陰茎腹側に移動しやすくするため，左右どちらかに寄せてデザインし，さらには作成した尿道と外尿道口との吻合部，亀頭中央の縫着部に三角弁を挿入し，術後狭窄を予防する工夫を行っている(図6)．陰茎回転の心配から，陰茎背側包皮内板による皮膚管を遊離皮弁とする free graft 法を好む術者もいる[16)]．

C．高度(陰囊部〜会陰部型)

高度の尿道下裂では尿道板を温存することは極めて難しい[17)]．また一期的手術にこだわらず，二期的手術を選択する場合もある．

Koyanagi 法は高度の尿道下裂における長い新尿道が比較的容易に，かつ一期的に作成できる優れた術式で，変法も合わせて使用，報告されている[18)19)]．亀頭の周りの内周と，外尿道口の近位を回る外周の皮膚切開で囲まれたドーナツ状の flapを作成するが，尿道板・尿道海綿体から連続した皮下組織はなるべく温存する．陰茎海綿体から尿

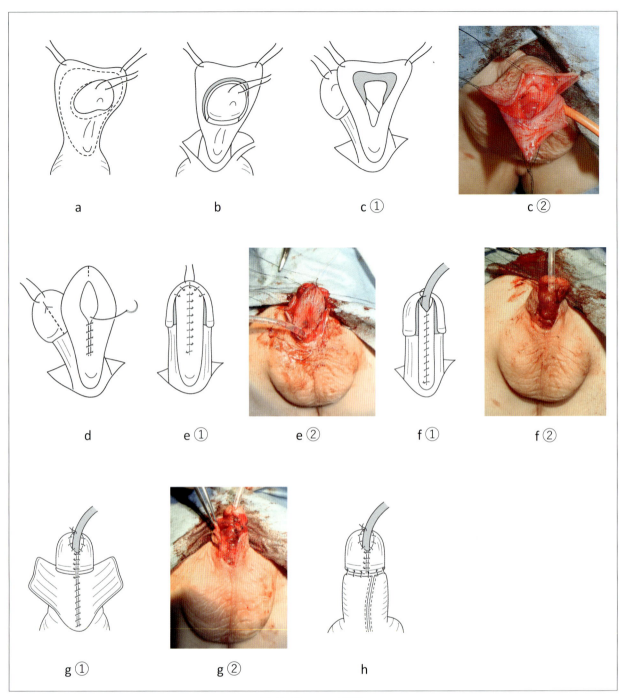

図 7. Koyanagi 変法
a：固有尿道口から冠状溝下を取り巻くように約 10 mm 幅で flap をドーナツ状にデザイン．陰茎側方が狭くならぬように注意
b：冠状溝周囲を切開して尿道板を切離．近位へ剥離して degloving し，屈曲を是正
c：背側の皮下組織に穴を開け，腹側に移動
d：Flap の内側縁を縫合して新たな尿道板を形成
e：亀頭正中を縦切開し glans wing を作成．亀頭内に flap が尿道板となるよう縫着
f：Flap の外側縁を縫合して背側の尿道を形成
g：Glans wing を 2 層に縫合して亀頭形成．Flap の先端と亀頭の先端を縫合し新尿道口を形成．Byars flap を作成
h：Byars flap で陰茎腹側を被覆

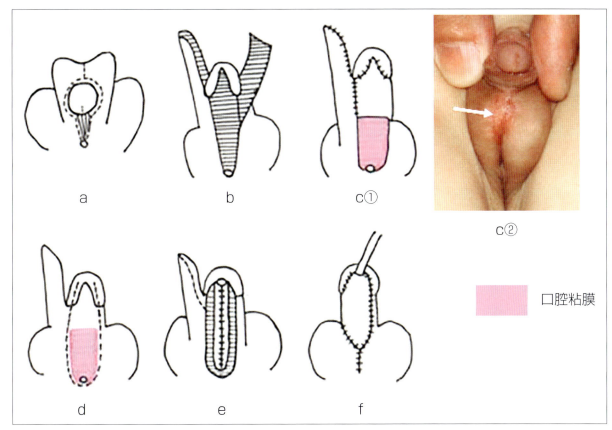

図 8. 口腔粘膜移植を用いた Bracka 変法と Byars flap 変法を組み合わせた二期的手術
a：切開線は亀頭冠状溝に沿った切開と背側縦切開
b：尿道板を離断し，glans wing を mobilization した後，背側包皮の皮膚を Byars flap として二分して挙上
c：生じた陰嚢部の皮膚欠損に口腔粘膜を移植．陰茎腹側の皮膚欠損部は一側の Byars flap を移動して被覆．反対側の背側皮膚は一時的にロール状に縫合閉鎖．c②の矢印は移植した口腔粘膜
d，e：尿道口の周囲に切開を入れ，尿道になるようにチューブを作成
f：腹側の皮膚欠損部は，前回の残りの包皮に縦切開を入れ展開して被覆
（文献 21 より引用）

道海綿体を近位に剝離して屈曲を修正した後，ドーナツ状の flap に亀頭をくぐらせて腹側に移動して管状化し，尿道を形成する．亀頭形成後，Byars flap を腹側，亀頭と縫合する（図 7）．

二期的手術は 2 回の手術が必要という負担はあるが，高度の尿道下裂においても安定した成績が得られており，代表的な術式として Bracka 法[20]がある．一期手術で尿道板を切除して陰茎屈曲を是正した後，亀頭翼を形成，亀頭先端から旧尿道口までの陰茎腹側に背側包皮から採取した皮膚を遊離植皮する．6 か月以上経った後，二期手術として植皮部に管状の尿道を形成し，亀頭と陰茎包皮を形成する．筆者は尿道板の切除が必要な高度の近位尿道下裂に対し，口腔粘膜移植を用いた Bracka 変法とも言える graft 法と Byars flap 変法と言える flap 法を組み合わせた二期的手術を考案し，比較的良好な結果を得ている（図 8）[21]．

5．亀頭形成

術式にもよるが，作成した尿道の先端部は亀頭内に形成し，縫着する．切開した左右の亀頭部は陰茎海綿体から十分剝離して亀頭翼（亀頭弁）を作成する．亀頭部は非常に出血しやすいので注意を要する．

6．包皮形成

余剰している背側包皮を正中で二分し，左右に分けて腹側に回す Byars flap が頻用される．不要

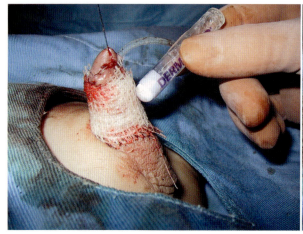
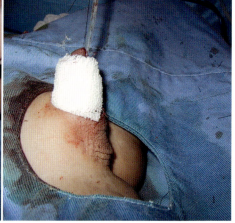

図 9. 我々の用いている陰茎のドレッシング法　　　　　　　　　　　　　　a｜b
a：ソフラチュール®を陰茎に巻き付け，ダーマボンド®で固定
b：その上から伸縮布自着包帯で軽く圧迫固定
(三川信之：尿道下裂手術における術後ドレッシングの工夫. 形成外科. 49：1058-1059, 2006. より引用)

な包皮や血行の悪い包皮をトリミングしながら陰茎を過不足なく被覆する．従来，次の手術やトラブルが起こった場合のために包皮は少し多めに残すようにされたが，合併症が減少傾向にある近年では整容面も考慮する傾向にある．筆者は包皮の縫合は，6-0 吸収糸を用いている．

術中・術後管理

1．創部のドレッシング

ドレッシングの目的は，創部の圧迫固定と保護である．ドレッシングは手術成績に影響しないという報告[22]もあるが，創部の固定による疼痛の軽減，圧迫による出血や浮腫の防止，おむつなどによる物理的障害の予防，術後消毒処置が不要で患児の苦痛が軽減することなど多くのメリットがある．通常，ハイドロコロイドドレッシング材，ポリウレタンフォームドレッシング材などが用いられることが多い．筆者はソフラチュール®とダーマボンド®，そして伸縮布自着包帯を用いた創部固定法の工夫を報告した(図9)[23]．ドレッシングによる圧迫固定は軽度の尿道下裂では3～5日間，中等度～高度のものには5～7日間続けるようにしている．

2．尿道カテーテル管理

尿のドレナージのために尿道カテーテルは留置すべきで，新尿道の治癒機転にも必要であると考える．閉鎖式か開放式か，バルーンの有無は術者の好みにもよる．筆者は軽度の尿道下裂では5～7日間，中等度～高度の尿道下裂では7～10日間留置し，抜去後に自排尿を確認してから退院としている．ただし，軽度な症例にはカテーテルを留置したまま数日間で退院させる場合もある．カテーテル留置中は捻れや圧迫がかからぬよう，注意を要する．

3．術後安静

出血や血腫などの問題がなければ，術後数日で座位可としている．ドレッシング解除後は立位，シャワーも許可する．

術後合併症と対策

尿道下裂の術後合併症率は，手術法の発展と高い手術技術の習得，縫合糸や医療材料の改良などにより，近年減少傾向にある．しかし発生率は依然高く，遠位型で5～10％，近位型で10～50％と言われている．排尿障害の強い尿道狭窄などを除き，再手術は最低6か月間待って施行するのが望ましい．

最も多い合併症は尿道皮膚瘻と尿道狭窄とされるが，筆者の場合，尿道形成時には顕微鏡を用いたマイクロサージャリーの技術を駆使することも

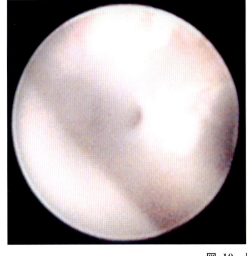
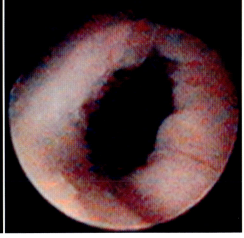

図 10. 尿道狭窄
a：旧外尿道口と作成尿道との吻合部の狭窄
b：ブジーによる拡張後

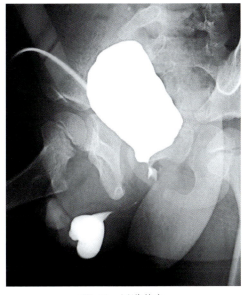

図 11. 尿道憩室
尿道造影において陰嚢部に大きな憩室が認められる．
（文献 24 より引用）

あり，尿道皮膚瘻はほとんど経験がない．尿道皮膚瘻の予防には前述のごとく，血流のよい結合組織で尿道の縫合部を何重にも被覆することが最大の対策であろう．修復法は瘻孔の切除と閉鎖であるが，瘻孔の遠位の尿道に狭窄がないかのチェックが必要である．尿道狭窄は外尿道口が最も多く，また旧外尿道口と作成尿道との吻合部にも起こりやすい（図 10）．軽度の狭窄はブジーによる拡張で改善するが，ブジーを頻回に要する場合，患児の苦痛が大きいため，外尿道口切開や尿道の再形成に踏み切るべきである．

　その他，亀頭離開，外尿道口の後退，尿道憩室（図 11），尿道内発毛，陰茎の屈曲残存や回転などの合併症が挙げられる．亀頭離開や外尿道口の後退に対しては遠位型尿道下裂に準じた形成術を考慮する．尿道憩室が大きい場合は過剰な尿道壁を切除するとともに遠位の狭窄部を解除する．筆者は形成された尿道憩室自体を用いて全尿道再建を行った症例を報告している[24]．尿道内発毛は陰嚢付近の皮膚が尿道再建に用いられた場合に生じるが，最近の術式ではほとんど見られなくなった．治療は脱毛レーザー，または発毛部の切除および再尿道形成を行う．

長期経過

　手術が一旦成功すると，成人になっての再手術の必要性は低いと言われている．また性機能や性的活動も基本的に問題ないとされる．しかしながら思春期以降，陰茎サイズや外観の悩みを持つ患者は数多く存在する[25]．また近位型尿道下裂など，皮膚を用いて尿道再建を行った症例では排尿時，尿の切れの悪さを訴える．尿道下裂の特徴上，術者は長期に及ぶ患者のフォローを行うべきであると考える．

参考文献

1) American Academy of Pediatrics, Section on Urology：Timing of elective surgery on the genitalia of male children with particular reference to the risks, benefits, and psychological effects of surgery and anesthesia. Pediatrics. **97**：590-594, 1996.

2) Belman, B.：Hypospadias and chordee. Clinical Pediatric Urology. Belman, A. B. 1061-1092, Martin Dunitz, 2002.

3) Baskin, L. S., et al.：Dorsal tunica albuginea plication for hypospadias curvature. J Urol. **151**：1668-1671, 1994.

4) Baskin, L. S., et al.：Anatomical studies of hypospadias. J Urol. **160**：1108-1115, 1998.

5) Snodgrass, W.：Tubularized incised plate urethroplasty for distal hypospadias. J Urol. **151**：464-465, 1994.

6) Cook, A., et al.：A multicenter evaluation of technical preference for primary hypospadias repair. J Urol. **174**：2354, 2005.

7) Springer, A., et al.：Trends in hypospadias surgery：results of a worldwide survey. Eur Urol. **60**：1184, 2011.

8) Holland, A. J. A., et al.：Clinical review of the Snodgrass hypospadias repair. Aust NZJ Surg. **70**：597-600, 2000.

9) Gonzales, E. T. Jr., et al.：The management of distal hypospadias with meatal-based, vascularized flaps. J Urol. **129**：119-120, 1983.

10) Hayashi, Y., et al.：Achieving a natural glanular meatus for distal hypospadias with a narrow and shallow plate：Tabularized incised plate versus modified Bracat repair. Int J Urol. **15**：616-620, 2008.

11) Hayashi, Y., et al.：Primary and salvage urethroplasty using Mathieu meatal-based flip flap technique for distal hypospadias. Int J Urol. **8**：10-16, 2001.

12) Hayashi, Y., et al.：Mathieu and Barcat repair with a v incision sutured meatoplasty for secondary hypospadias surgery. Int J Urol. **13**：733-737, 2006.

13) Elder, J. S., et al.：Onlay island flap in the repair of mid and distal penile hypospadias without chordee. J Urol. **138**：376-379, 1987.

14) Duckett, J. W.：Transverse preputial island flap technique for repair of sever hypospadias. Urol Clin North Am. **7**：423-431, 1980.

15) 大隅　昇ほか：尿道下裂（proximal penile type）に対する早期一期的手術の経験．形成外科．**36**：1235-1241，1993.

16) 杉多良文：尿道下裂修復術．臨床泌尿器科．**64**：201-206，2010.

17) Hayashi, Y., et al.：Demonstration of postoperative effectiveness in ventral lengthening using a tunica vaginalis flap for severe penile curvature with hypospadias. Urology. **76**：101-106, 2010.

18) Koyanagi, T., et al.：Experience with one-stage repair of severe proximal hypospadias：operative technique and result. Eur Urol. **24**：106-110, 1993.

19) 林　祐太郎ほか：尿道下裂修復術．臨床泌尿器科．**64**：209-219，2010.

20) Bracka, A.：Hypospadias repair：the two stage alternative. Br J Urol. **15**：651-664, 1995.

21) Mitsukawa, N., et al.：Two-stage repair for severe proximal hypospadias using oral mucosal grafts：combination of a modified Bracka method and a modified Byars flap method. Ann Plast Surg. **74**：220-222, 2015.

22) McLorie, G., et al.：A prospective randomized clinical trial to evaluate methods of postoperative care of hypospadias. J Urol. **165**：1669-1672, 2001.

23) 三川信之：尿道下裂手術における術後ドレッシングの工夫．形成外科．**49**：1058-1059，2006.

24) Mitsukawa, N., et al.：Urethroplasty using diverticular tissue for hypospadias. Low Urin Tract Symptoms. **8**：191-193, 2016.

25) 守屋仁彦ほか：尿道下裂術後の長期予後．泌尿器外科．**24**：259-264，2011.

すべての外科系医師に送る、手術をステップアップさせる1冊！

PEPARS (ペパーズ) No.123 2017年3月増大号

オールカラー 192頁　定価 5,200円＋税

実践！よくわかる縫合の基本講座

編集／東京医科大学兼任教授　菅又　章

"きれいな"縫合のコツを
エキスパート講師陣が伝授！

ぜひ手にお取り下さい！

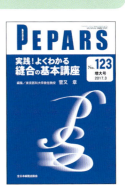

目次

形成外科における縫合法の基本（総説）	田中　克己
形成外科における縫合材料	菊池　雄二ほか
皮下縫合・真皮縫合の基本手技	横田　和典
頭部の縫合法	岸邊　美幸ほか
顔面外傷の縫合法	宮脇　剛司
眼瞼手術における縫合法	村上　正洋
頭頸部再建における縫合法	吉澤　直樹
瘢痕・ケロイドの手術における切開・縫合法の工夫	小川　　令ほか
乳房再建における縫合法	堂後　京子ほか
唇裂口蓋裂手術における縫合法	佐藤　顕光ほか
四肢外傷における縫合の要点	島田　　賢
虚血肢救済手術における縫合法	安田　聖人ほか
美容外科における縫合法	鈴木　芳郎
植皮・皮弁術における縫合法	副島　一孝ほか
血管の縫合法	若槻　華子ほか
神経縫合の基礎とその実践法	林　　礼人
腱の縫合法	松浦愼太郎
リンパ管の縫合法	矢吹雄一郎ほか
リンパ管静脈吻合とリンパ節移植における縫合術	成島　三長ほか
"抜糸のいらない"縫合材料	福田　　智ほか

㈱全日本病院出版会

〒113-0033　東京都文京区本郷 3-16-4
TEL：03-5689-5989　FAX：03-5689-8030
http://www.zenniti.com

◆特集／外陰部の形成外科

ロキタンスキー症候群

宮原義也[*1]　蝦名康彦[*2]　山田秀人[*3]

Key Words：ロキタンスキー症候群(Mayer-Rokitansky-Küster-Hauser syndrome)，造腔術(vaginoplasty)，人工真皮(atelocollagen sponge)，腹腔鏡(laparoscopy)

Abstract　ロキタンスキー症候群(Mayer-Rokitansky-Küster-Hauser syndrome)は先天性腟欠損，痕跡子宮・正常卵巣を持つ稀な疾患である．この症候群に対して各種の造腔術が行われているが，それぞれに長所，短所があり，症例ごとに最適な手術方法を選択する必要がある．

我々は腹腔鏡を併用し Wharton 法で形成した新生腔に人工真皮(アテロコラーゲン膜)を接着する手術を行っており良好な成績を得ている．この造腔術の方法と成績について報告する．

はじめに

ロキタンスキー症候群は 4,000～10,000 分娩に 1 人が発症するとされる先天性疾患であり[1]，現在まで多くの手術方法が考案されてきた．中でも新生腔を用手的に作成し，プロテーゼによる持続拡張により新生腔を維持する Wharton 法は手術侵襲が少なく簡便な方法である[2]．しかしこの方法は新生腔の上皮化が完成するまでの間，出血や感染，萎縮などの危険性がある．

そこで当科では 2010 年より腹腔鏡を併用し人工真皮(アテロコラーゲン膜)を接着させる方法により合併症の予防を図り優秀な成績を得ている．当科での手術の特徴は以下の 2 点である[3]．

腹腔鏡を併用：卵巣，痕跡的子宮などの骨盤内臓器を直接確認できる．また経腟操作時に腹腔鏡の光源を指標として新生腔を作成することにより，膀胱，直腸損傷を防ぎながら最大限の腟長を得ることが可能となる．

人工真皮を使用：形成外科などで使用される最新の人工真皮(アテロコラーゲン膜)を使用することで早期の腟壁形成が期待できる．

本稿では，当科におけるロキタンスキー症候群の外科的治療について文献的考察を加えて報告する．

検査・診断

原発性無月経を主訴に受診する思春期の患者が多い．精神的にも複雑な時期であるため，診察や検査に際しては十分に配慮する必要がある．

まず通常の内診にて腟欠損の有無を確認する．さらに女性医師により，外表奇形がないか全身の診察を行い，併せて乳房発達を評価する．血中女性ホルモン値(エストロゲン，卵胞刺激ホルモン(FSH)，黄体化ホルモン(LH)，テストステロンなど)を測定し，骨盤 MRI により子宮，卵巣，腟の有無を確認する．腎・泌尿器異常も伴うことが少なくないため，腎盂尿管造影も行っておく．さらに染色体検査の必要性を説明し同意を得たうえで実施する．

手術に関しての説明は患者本人，両親に限定すべきと考える．手術を行うためには患者自身がロキタンスキー症候群であることを十分に理解し，

[*1]　Yoshiya MIYAHARA，〒650-0017　神戸市中央区楠町 7-5-1　神戸大学大学院医学研究科外科系講座産科婦人科学分野，講師
[*2]　Yasuhiko EBINA，同，准教授
[*3]　Hideto YAMADA，同，教授

受け止め，術後管理を自ら積極的に行っていくという決意も必須である．さらに手術を行っても妊娠は不可能であること，造腟術を行っても満足のいくものにならない可能性もあること，術後合併症についても十分に説明したうえで手術を実施すべきと考える．当科では原則，18 歳以上を手術対象とし，未成年の場合は両親の同意も手術の条件としている．

手術法

まず腹腔鏡にて両側卵巣・卵管の状態，痕跡子宮を観察した後，経腟的操作に移る．尿道・直腸の損傷に注意しながら腟開口部に相当する部位を横切開し，手指や小型クスコ腟鏡やジモン腟鏡を用いて剝離を進めていく．この時，側方は静脈叢があり安易に腟管を拡張させると出血量が増大するため，慎重に操作を行いバイポーラー電気メスなどを用いてこまめに止血する．当科では切開部に予め生理食塩水を注入し，液性剝離を行ったのち切開と展開を行っている．この展開操作は時に出血が増加したり組織が強固であったり難渋することがある．そのため当科では直腸診を行いつつ，腹腔鏡光源の明かりを方向性の補助として，膀胱と直腸の間の疎な組織をダグラス窩の方向に剝離・展開し腹膜直前に達する深さまで展開する方法を用いている．この時，術前 MRI により新生腟のおおよその長さを予測しておくことよい．

次に，新生腟内に挿入可能なできるだけ大きな市販プロテーゼ（アクリル製）を選び，人工真皮であるアテロコラーゲン膜のシリコン膜側を内側にしてプロテーゼに巻き付け（図 1），外側すなわち腟側にコラーゲン膜が接する状態で新生腟内に挿入する．プロテーゼ固定のため一時的に両側の会陰皮膚を縫合閉鎖して手術を終了する．

人工真皮（テルダーミス®）の特徴としては，
- 創部に密着し疼痛を緩和する
- 手技が容易
- 厚く質感のある皮膚が得られる
- 血行の悪い創面にも使用できる
- 腱，筋肉露出面でも機能障害を認めない

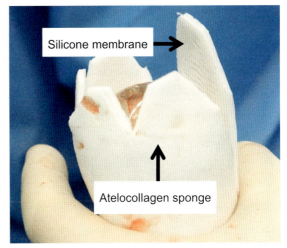

図 1．市販プロテーゼに人工真皮のシリコン膜側を内側にして巻き付けたところ．腟に接着する部分が外側になる．

などがあり，応用範囲が広い．特に骨や腱の露出部位など従来の遊離植皮術が生着しにくい不安定な部位にも使用できるメリットがある．産婦人科における使用法としては造腟術の他，外陰癌手術時の外陰皮膚欠損部の充填などがある[4]．

また人工真皮をうまく生着させるポイントとしては，
- 壊死組織を十分に除去する
- 創面との間に死腔をつくらない
- 浸出液を貯留させない
- 貼付中，人工真皮と創面をずらさない
- 湿潤状態を維持する

などがある．造腟術においてもこれらの点に注意して使用する必要がある[4]．

術後管理

いずれの術式においても術後管理は極めて重要である．この点は術前のみならず術後においても再度患者，家族には，この操作により腟の狭小化を防ぐことができるため半永久的に継続する必要があると説明している．

術後 6〜7 日目にプロテーゼを抜去し，コラーゲン膜が生着しているかを確認する．出血がなく生着が確認できたら自己管理の練習を開始する．プロテーゼ表面に抗生剤を含む軟膏を塗布し腟内に挿入し，自己で挿入，抜去ができるように練習

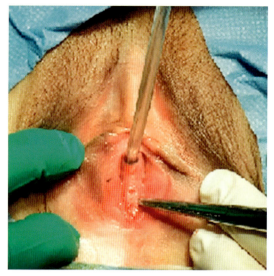

図 2. 外陰部は女性型であるが腟は確認できない.

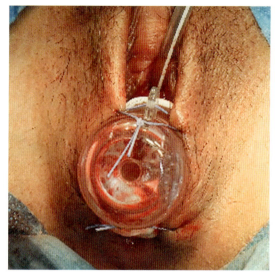

図 3. プロテーゼを新生腟に挿入し固定

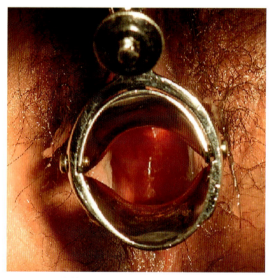

図 4. 術後 2 か月. 腟断端まで完全に上皮化

を開始する. 清潔にプロテーゼ着脱の自己管理ができるようになれば退院・外来管理としている.

症例提示

＜症例 1＞ 17 歳

主　訴：原発性無月経, 腟欠損

既往歴：特記事項なし

現病歴：16 歳時に無月経を主訴として前医を受診. 腟欠損を指摘され精査加療の目的にて神戸大学産婦人科に紹介受診となった.

診察所見：身長 158.1 cm, 体重 48.0 kg

乳房, 外陰などの第二次性徴は正常(Tanner 分類：Ⅳ度)

腟前庭部に深さ約 1 cm の陥凹を認めるが, 腟は確認できなかった(図 2).

検査所見：

- 経直腸エコー：子宮の同定はできず.
- ホルモン値：LH：3.1 mIU/ml, FSH：2.1 mIU/ml, E$_2$：64 pg/ml
- 染色体 G-band：46, XX(正常女性核型)
- MRI 所見：両側卵巣は確認できるが, 子宮, 腟は確認できず.

治療経過：これらの検査結果よりロキタンスキー症候群と診断. 本人, 家族と数回の面談, 説明ののちに手術を予定した.

手術経過：手術終了時に挿入可能なできるだけ大きなプロテーゼを選び, 表面に人工真皮(テルダーミス®)を貼付した状態で挿入する. プロテーゼ固定のために, 一時的に腟入口部を縫縮する(図 3).

術後経過：術後 7 日目に固定したプロテーゼを抜去した. 術後 10 日目にはプロテーゼの自己挿入が可能となり, 内診上は新生腟の長さは約 5 cm であった.

術後 2 か月, 外来にて通常の内診, クスコ診が可能であり, 新生腟の長さは約 6 cm で, 大部分は粘膜様の構造物で覆われて上皮化は腟断端部まで到達していた(図 4).

＜症例2＞43歳

主　訴：原発性無月経，腟欠損

既往歴：特記事項なし

現病歴：17歳時に無月経を主訴として某大学病院を受診したが「治療法はなにもない」と言われ放置していた．40歳時に前医を受診しロキタンスキー症候群を疑われ精査をすすめられたが希望しなかった．43歳時，腟，子宮がないことにコンプレックスを持ち心療内科へ通院するようになった．心療内科担当医から造腟術の話を聞き，再度前医を受診し手術目的にて神戸大学産婦人科に紹介受診となった．

診察所見，治療経過は症例1とほぼ同様であった．

考　察

ロキタンスキー症候群は，比較的稀な疾患ではあるが産婦人科診療ガイドライン　婦人科外来編2017に管理法が記載されており，産婦人科医が対応を周知しておかなければならない重要な疾患である．そのガイドラインによるとロキタンスキー症候群はミュラー管の発達異常を原因として卵管を除いて子宮および腟の発生がない先天異常である．染色体は46, XXで卵巣は正常あるいは時に嚢胞状で，子宮性無月経であること以外，第2次性徴の発現はあり外性器も女性型である．内分泌検査も正常を示す．鑑別すべき疾患として，腟無形性，処女膜閉鎖がある．これらでは子宮形成があり月経血の骨盤腔内貯留やモリミナ（月経時の腹痛）があり，症状や画像から鑑別できる．また，アンドロゲン不応症による腟低形成も鑑別疾患として考慮が必要である．そのため染色体検査を施行する必要がある．

一方，診断と治療にあたっては28％程度ある腎奇形の検索を含めてMRIによる評価が極めて有用である[5]．

術式を選択するにあたっての注意点は，手術侵襲が少なく安全であること，手技が簡便であることが挙げられる．最終的な目標は性交が不自由なく行える長さと広さを持った腟を形成することであることから，腟管の狭小化，萎縮の原因となる感染症などの合併症を防止することが重要となる．この点において，形成された新生腟の扁平上皮化は重要である．患者に腟陥凹があれば小さな腟拡張器（プロテーゼ，日本性科学会から「腟ダイレーター」が購入可能）から始めて日数をかけて大きいプロテーゼへと交換していく方法を第一選択とすべきで，それにより腟拡張が得られることが多い[5]．腟陥凹があってもプロテーゼによる腟拡張が不可能な場合は造腟術の適応となる．

多くの手術法が存在するがそれぞれ長所，短所がある．例えば腸管を使用するRuge法は，腸管という管腔臓器を使用するため閉鎖・狭窄の心配のない腟が得られる．しかし腸管切断という産婦人科医に不慣れな手技があるため外科医の協力を必要とし，手術侵襲が大きい．さらに術後に独特の臭気のある帯下が持続するなど問題も多い．腹膜を利用したDavydov法は，手術時に新生腟と腹腔内が交通するため腟入口部の狭窄や腟腔の狭小化，短縮が少ないが手術手技がやや煩雑である[6)7]．欧州では腟陥凹に入れた腟拡張器を腹腔側に持続牽引するVecchietti法が用いられるが特殊な器具を必要とし修得も難しい[7]．遊離皮弁を用いたMcIndoe法は新生腟の萎縮が起こりやすいとされ，何よりも皮弁採取に伴う大きな瘢痕が残り若年者にには大きな苦痛となる．本山らは遊離皮弁の代わりに癒着防止材（インターシード[®]）を用いたMcIndoe変法で造腟術を行った10例について，従来のMcIndoe法より手術侵襲が少なく安全であること，手技が簡便であると報告している[8)9]．我々はこの変法を参考としてより安全な手術法で造腟術を行っている．

当科での手術の特徴は以下の2点である[3]．

腹腔鏡を併用：卵巣，子宮など腹腔内臓器を直接確認できる．また経腟操作時に腹腔鏡の光源を指標として新生腟を作成することにより，膀胱，直腸損傷を防ぎながら最大限の腟長を得ることが可能となる．

造腟術を受ける患者様へ
～プロテーゼの取り扱い方法と日常生活の過ごし方について～

造腟術は、何よりも自己管理が大切です。自己管理を怠ると、せっかくできた腟が狭くなってしまいます。医師の許可がでるまでは毎日の装着が必要ですが、その後は〈夜のみ〉→〈週3回程度〉と徐々に感覚があいていきます。入院中は看護師も精一杯サポートしていきますので焦らず自分のペースでマスターしていきましょう。
疑問に思うことや、困ったときはいつでも医師・看護師に聞いて下さい。

必要物品
・プロテーゼ(初めは医師が用意したものを使用します。)

←プロテーゼ

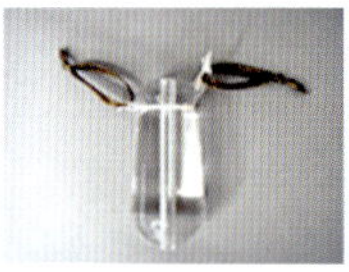

・ゲンタシン軟膏(抗生物質です。医師が処方します。)
・アズノール軟膏(医師が処方します。)

★ナプキン(血液でショーツが汚れやすいため必要です。)
★ガードル3枚(プロテーゼを挿入した後、ショーツの上に着用します ガードルをはくことで安定感が得られます。1枚2000～3000円)

←ガードル

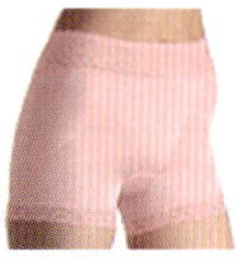

～★印のものは術前に準備して下さい。～

手順
●まずプロテーゼを抜きましょう●
①水道水と石けんで手を十分に洗って下さい。
②息を吐きながらプロテーゼを抜きます。
③プロテーゼを水道水で洗います。(見た目の汚れが落ちれば大丈夫です。)
④プロテーゼを安全な場所(落ちない場所)において、シャワーに入って下さい。
●次にプロテーゼを入れます●
①ゲンタシン軟膏・アズノール軟膏、ナプキン、ショーツ、ガードルを手の届くところに準備します。
②プロテーゼにゲンタシン軟膏を塗って下さい。(ゲンタシン軟膏のチューブから半量を手の平に出して、プロテーゼの先端から転がすよう塗ります。)

図5.
婦人科病棟で使用する患者指導用パンフレット

人工真皮を使用:形成外科などで使用される最新の人工真皮(アテロコラーゲン膜)を使用することで早期の腟壁形成が期待できる.

ロキタンスキー症候群の患者は結婚や妊娠について大きな悩みや不安を抱いていることが多い.そのため治療にあたっては十分なカウンセリングやその後のフォローアップが重要となる.病態の告知は患者の理解度や年齢,社会的背景を考慮し行う.自助グループの活動を提供することも当事者にとって有益性が大きい(ホームページを持つ患者会がある).卵巣発生は正常であり排卵もあるため代理懐胎は可能と言えるが,本邦では卵子提供による代理懐胎は禁止されている[5].

十分なカウンセリングを行い第二次性徴終了後に本人の希望によって適切な術式を選択し手術を施行する.腟形成術後は形成した腟を維持するために定期的な拡張操作あるいは性行為が必要であることも情報提供する.

術後に新生腟を維持するために拡張操作の練習

③さらに上からアズノール軟膏を塗って下さい。（手の平に500円玉大ほど出し、ゲンタシン軟膏と同様に塗ります。
④プロテーゼをおしりの方に持って行きます。
⑤足を肩幅ぐらいに開き、プロテーゼのくびれの部分を前方から利き手に持ち替えます。息を吐くと同時にプロテーゼを回しながら挿入します。
⑥プロテーゼが落ちないように、ガードルをはいて下さい。

安楽に過ごすための方法

・挿入する時、座っている時等、痛みや圧迫感が強くなることがあります。そのような時は痛み止めの内服薬や座薬を使ったり、円座などを使用して痛みを和らげます（円座は百貨店やマタニティー用品店で購入できます。また、入院中に業者の方に頼むこともできます。値段は2000〜5000円ほどです。）
・プロテーゼ挿入により尿が出にくくなることがあります。基本的にはプロテーゼを挿入したまま排尿ができるように練習しますが、出ないときは看護師に言って下さい。
・汚れても直ぐに洗い流せるためプロテーゼの挿入は浴室で行うのが良いでしょう。
・しばらくは出血もあり、また軟膏でショーツが汚れるので、ショーツにナプキンをあてて下さい。
・トイレなどで抜けてしまった場合、プロテーゼが下に落ちたり、便器に触れるなど不潔にならなければ、そのまま挿入しても問題ありません。また、蓋のできる洋式トレイでは、蓋を閉めてプロテーゼの出し入れをすると安心です。
・運動はプロテーゼの出し入れがスムーズにできるようになるまでは控えましょう。
・入浴はしばらくシャワーのみにして下さい。（入浴の時期は外来で医師に確認して下さい。入浴の許可が出たら、プロテーゼを外して入浴しても良いです。）
・浴室以外で行う時も、上記の手順で行って下さい。その際、水道が近くにない場合があるので、ウェットティッシュを持ち歩くと便利です。
・新しい膣の粘膜は、およそ1ヶ月で形成されると言われていますが、個人差があります。性交渉の時期は外来で医師の許可が出てからにして下さい。

注意

・プロテーゼは落とすと割れる危険性があるので、床が硬い場所で行う場合は、必ず下に新聞紙やタオルなどを敷いて下さい。
・自転車、バイクに乗ると疼痛を増強させることがあります。
・もし、プロテーゼの挿入が困難になった場合や、プロテーゼが割れてしまったら、病院に連絡して下さい。
・新しい膣は閉じてしまうことはありませんが、狭くなってしまうことがあります。そのため、プロテーゼが挿入しにくくなることがあります。外来の医師からプロテーゼの挿入は夜間のみで良い許可が出たら、まず2.3時間外してみて、慣れてくれば少しずつはずしておく時間を延ばしていきましょう。
・その他分からないことや不安なことがあれば外来に相談、病院に連絡して下さい。

神戸大学医学部附属病院　11階南病棟

図5のつづき．
婦人科病棟で使用する患者指導用パンフレット

を開始するが，これには看護師の協力が不可欠である．当科では病棟看護師の全面的な協力のもと，わかりやすい文章とイラストを用いたパンフレットを作成し，手技の早期修得を目指している（図5）．特にプロテーゼの挿入法や日常の生活で起こり得る事態についても詳細に解説されており大変好評である．

当科で経験した症例1はロキタンスキー症候群の典型的な症例である．原発性無月経を主訴に前医を受診し「ロキタンスキー症候群」であると診断され造腟術についての説明が行われていた．当科では原則18歳以上を手術対象としているが本人，ご家族の強い手術希望があったため手術を行った．疾患や術後管理についての理解も良好で特に大きな合併症なく術後3か月目には性交が可能となった．

症例2は43歳と高齢でありやや特殊な症例である．17歳の初診時に「治療がなにもない」と言われており，これが大きな問題であったと思われる．この時点で造腟術の情報提供があれば，もっと早

くに手術を受けてコンプレックスがあったとしても軽減された可能性はある．前述の通り「ロキタンスキー症候群」は稀な疾患ではあるが産婦人科診療ガイドラインに管理法が記載されている重要な疾患である．対応を誤れば非常に長期間にわたり，患者に精神的な苦痛を与えることになる．

当科のホームページには「先天性腟欠損症に対する診療」という項目があり術式の説明も掲載している．実際，このホームページをみて当科での治療を希望し他府県から受診される患者もいる．稀な疾患に対する治療も存在することを情報発信していくことも大学病院としての責任であると考えている．

まとめ

我々の方法は従来法と比べ，身体的，精神的により侵襲が少ないためにコンプライアンスがよく，大きな合併症なく患者自ら新生腟を維持するために最適な自己管理が確実かつ容易に実施できており，患者の QOL 向上に有効であると考えられた．

参考文献

1) Evans, T. N., et al.：Vaginal malformations. Am J Obstet Gynecol. **144**：910-920, 1981.
2) Wharton, L. R.：A simple method of constructing vagina；a report of four cases. Ann Surg. **107**：842-854, 1938.
3) Miyahara, Y., et al.：Less invasive new vaginoplasty using laparoscopy, atelocollagen sponge, and hand-made mould. Kobe J Med Sci. **58**(5)：138-144, 2012.
4) 竹田　省ほか：子宮奇形・腟欠損・外陰異常・性別適合の手術．Obstetric and Gynecologic Surgery．48-75，メジカルビュー社，2011．
5) 日本産科婦人科学会・日本産婦人科医会：産婦人科診療ガイドライン　婦人科外来編．222-223, 2017.
6) American College of Obstetrics and Gynecology：ACOG Committee Opinion Nonsurgical diagnosis and management of vaginal agenesis. Int J Gynaecol Obstet. **100**：213-216, 2002.
7) Ismail, I. S., et al.：Laparoscopic vaginoplasty：alternative techniques in vaginal reconstruction. BJOG. **113**：340-343, 2006.
8) Motoyama, S., et al.：Vaginoplasty with Interceede absorbable adhesioin barrier for complete squamous epithelialization in vaginal agenesis. Am J Obstet Gynecol. **188**：1260-1261, 2003.
9) Inagaki, M., et al.：Two case reports of less invasive surgery using Interceed（Oxidized regenerated cellulose）absorbable adhesion barrier for vaginoplasty in Mayer-Rokitansky-Küster-Hauser syndrome. Int Surg. **94**：48-53, 2009.

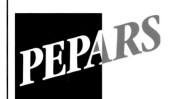

◆特集／外陰部の形成外科

外陰部再建手術
1）薄筋皮弁

櫻庭　実[*1]　東野琢也[*2]　宮本慎平[*3]

Key Words：外陰部再建（vulvar reconstruction），薄筋皮弁（gracilis musculocutaneous flap），薄筋弁（gracilis muscle flap）

Abstract 外陰部は皮膚科や婦人科領域の様々な腫瘍や浸潤性直腸癌の切除，あるいは癌治療後の合併症により，様々な形態の組織欠損を生じる場合がある．この部位の組織欠損に用いられる皮弁としては，前外側大腿皮弁，薄筋皮弁，腹直筋皮弁など様々な選択肢がある．これらのうち薄筋皮弁は，挙上が容易で皮弁採取部の犠牲が少ない最も有用な皮弁と言える．本稿においては，薄筋皮弁の基本的な解剖から，挙上方法，会陰部再建時の注意点などを，具体的な症例を挙げて報告する．

はじめに

外陰部は皮膚科や婦人科領域の様々な腫瘍や浸潤性直腸癌の切除，あるいは癌治療後の合併症により，様々な形態の組織欠損を生じる場合がある．薄筋（皮）弁はこれらの欠損の再建において，近隣の組織による再建が可能であること，有茎皮弁として用いることが可能で血管吻合の必要がないこと，閉鎖神経を含めることで知覚皮弁とすることができることなど，様々な利点を有する有用な皮弁である．

薄筋を移植組織として利用する方法は，歴史的には Pickrell ら[1]の肛門閉鎖機能不全に対して有茎薄筋弁を用いた報告が最も古く，筋皮弁としては，Orticochea ら[2]が対側の足部欠損の再建に足交叉皮弁として用いたのが最初の報告と考えられる．会陰部の再建としては，McCraw ら[3]が両側の薄筋皮弁を用いて外陰部と腟の再建を行ったことを報告している．以来，薄筋皮弁は前述のような特徴に加えて，挙上の容易さ，皮弁採取部の犠牲の少なさなどの利点もあり，会陰部再建の重要な選択肢の1つとなっている．

解　剖

薄筋は恥骨結合の外側縁から起こり，大腿内側を下方に向かって走行する比較的長い筋肉である．筋体の末梢側は徐々に細くなり，最終的に腱を形成して脛骨上部内側面の鵞足に停止する．長い筋体を有する薄筋の血行は，1本の優位な血管柄に加えて複数の血管が入る Methes-Nahai 分類のⅡ型と考えられる[4]．薄筋皮弁の最も優位な支配血管は深大腿動脈から分岐する内側大腿回旋動脈である．内側大腿回旋動脈は大内転筋と長内転筋の筋間中隔を通り，薄筋の支配神経である閉鎖神経（L 2～L 4）とともに神経血管束を形成して，恥骨結合の下方約 8 cm の位置で薄筋内に入る．皮島の支配血管である穿通枝は薄筋内を走行して大腿筋膜を貫通し，薄筋直上の皮膚を栄養する．

[*1] Minoru SAKURABA，〒020-8505　盛岡市内丸 19-1　岩手医科大学形成外科，教授
[*2] Takuya HIGASHINO，〒277-8577　柏市柏の葉 6-5-1　国立がん研究センター東病院形成外科，科長
[*3] Shimpei MIYAMOTO，国立がん研究センター中央病院形成外科，科長／〒113-8655　東京都文京区本郷 7-3-1　東京大学医学部形成外科，講師

移植組織としては,薄筋のみで構成される薄筋弁,または大腿内側部の皮膚皮下脂肪組織を含む薄筋皮弁として挙上が可能で,有茎皮弁として会陰部の再建に用いられる[3].その他の術式としては,遊離皮弁として挙上して運動神経を吻合することで手指の屈筋機能再建に用いる報告[5]や,横軸方向の薄筋皮弁として挙上し乳房再建に用いる報告もある[6].

皮弁デザイン

皮弁のデザインに先立ち術前に薄筋の走行を確認してマーキングしておくとよい.具体的には,ベッド上仰臥位で股関節を伸展位で外転させ,この位置から膝関節の屈曲伸展を繰り返すと,膝関節内側上部で薄筋腱の動きを容易に触知できる.皮島のデザインにあたっては,前述のように薄筋が中枢側で比較的幅の広い筋体を有することに留意する.恥骨結合と膝関節内側の鵞足を結ぶ線を筋体前縁の指標とし,この線上で恥骨結合の約8~10 cm 下方の部位を皮島に含めるようにデザインを行う.基本的には必要な大きさの皮島を筋体の走行に一致した長軸方向にデザインするが,必要に応じて横軸方向のデザインも可能である.可能であれば術前に超音波カラードップラーにて穿通枝の位置を確認しておくとよい.皮弁採取部は,通常幅 10 cm 程度までは縫縮が可能であるが,症例に応じて縫縮可能な幅で皮弁を挙上する.

皮弁挙上手技

デザインした皮島の前縁で皮膚に切開を加え筋膜上に達する.さらに筋膜に切開を加え長内転筋,薄筋,大内転筋の位置関係を確認する.長内転筋と大内転筋の間の筋間中隔で内側大腿回旋動脈を検索すると,恥骨から約 8 cm 下方で筋体内に侵入する神経血管束が確認できる.内側大腿回旋動静脈および穿通枝が確実に皮弁内に含まれることを確認したら,皮島の全周に切開を加える.筋体と皮島の間は比較的疎な結合であり牽引により容易に剝離されるので,適宜皮島と筋体の間に縫合

糸をかけて固定しておく.末梢側の筋体は全周性に剝離して途中に侵入する血管を結紮処理しておく.必要な筋体の長さが決まったら筋体を切離して同部から中枢側に向かって皮弁を挙上していく.薄筋弁として会陰部再建に用いる場合は,筋体をできる限り長く剝離しておくとよい.血管柄より中枢側でも筋体を全周性に剝離していくが,筋体の中枢側には恥骨の直下で筋体内に入る血管束がある場合があるのでこれも結紮切離し,中枢側の筋体を切離して皮弁の挙上を完了する.皮弁採取部には陰圧吸引ドレーンを挿入して一期的に縫合閉鎖する.

会陰部再建

会陰部再建の場合,挙上した皮弁を血管柄を軸として約 180°回転させて欠損部に誘導することになる.その際は会陰欠損部から皮弁採取部にかけて作成した皮下トンネルを通して皮弁を誘導する.皮下トンネルは術後に血管柄の経路が術後に圧迫されないよう十分広く作成することが重要である.また血管柄が短く皮弁の移動に伴って緊張がかかる場合は,閉鎖神経を結紮切離する.血管柄の基部を大腿深動脈の分岐部まで可能な限り剝離するなどして緊張の緩和に努める.緊張なく皮弁を欠損部に誘導できることが確認されたら,皮弁を会陰部に移動し,止血を確認した後に皮島の縫着を行う.会陰部は深部方向に欠損が大きくなる場合もあるので,皮弁の深部に死腔を生じないように配慮して縫合するとよい.血管柄周囲以外の部位には陰圧吸引ドレーンを挿入する.

再建部位としては外陰癌や陰部皮膚癌切除後の皮膚皮下組織欠損,直腸癌切除後の会陰部欠損,直腸腟瘻や直腸尿道瘻などの術後合併症に対する筋弁の間置,直腸癌の外陰浸潤合併切除後の腟会陰部再建などが挙げられる.以下に代表的な症例を提示する.

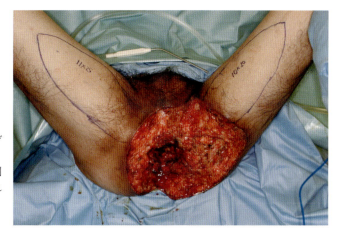

図 1.
症例 1
痔瘻癌切除後欠損と両側薄筋皮弁のデザイン
左大腿内側に 10×20 cm, 右大腿内側に 11×25 cm の薄筋皮弁をそれぞれデザインした.

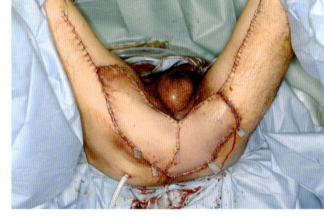

図 2.
症例 1
皮弁縫合後の状態
挙上した皮弁を内側大腿回旋動静脈を軸に約 180°, それぞれ回転させて欠損部を被覆して縫合した.

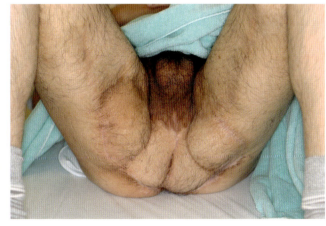

図 3.
症例 1
術後 2 年の状態
皮弁の生着は問題なく瘻孔などは認めない. 皮弁採取部の機能障害も認めない.

代表的症例

症例 1:43 歳, 男性. 痔瘻癌(図 1〜3)

以前より痔瘻を認めていた. 約 6 か月前から痔瘻部分に腫瘍形成を認め, 生検にて Mucinous Carcinoma(痔瘻癌)の診断で腹会陰式直腸切断術および会陰部皮膚合併切除が行われた. 切除後に両側有茎薄筋皮弁による再建術を行った. 左 10×20 cm, 右 11×25 cm の皮島を有する薄筋皮弁を両側大腿から挙上し血管柄を軸に約 180°回転させて縫合し, 欠損部を被覆した.

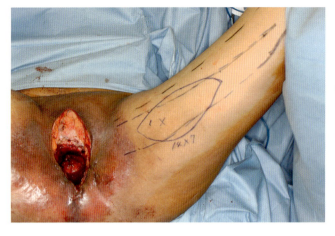

図 4.
症例 2
直腸癌会陰部再発切除後の欠損と左薄筋皮弁のデザイン
左大腿に 14×7 cm の皮島を有する薄筋皮弁をデザイン
術前に薄筋の走行をマーキングしてある．皮島内の×は穿通枝の位置を示す．

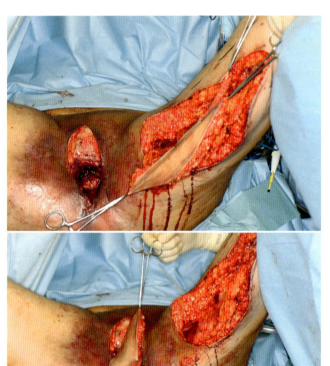

図 5.
症例 2
　a：挙上した薄筋皮弁
　b：皮下トンネルを通して皮弁を会陰部に移動した薄筋皮弁

症例 2：44 歳，女性．直腸癌会陰部再発（図 4〜7）

4 年前に直腸癌にて外肛門括約筋温存直腸切除術を行った．その後再発し腹会陰式直腸切断術，再々発にて切除後に化学放射線治療が施行された．今回さらに会陰部再発をきたし，これに対し会陰部皮膚広範囲切除の後に左有茎薄筋皮弁による再建を行った．

症例 3：65 歳，男性．前立腺癌術後直腸尿道瘻孔（図 8, 9）

約 2 年前他院にて前立腺癌に対して腹腔鏡下前立腺全摘が施行された．その後，難治性直腸尿道瘻を発症し，今回の手術となった．会陰部切開によるアプローチにて直腸尿道瘻孔のデブリードマ

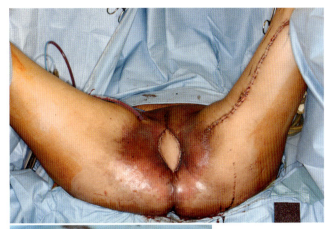

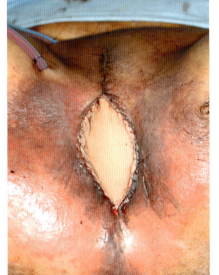

図 6.
症例 2
　a：皮弁の縫着と皮弁採取部
　b：会陰部の所見
皮弁の血流は問題なく，欠損部に縫着された．採取部は一期縫縮可能であった．

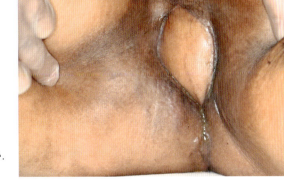

図 7.
症例 2
術後 1 年の所見
皮弁移植部は特に問題を認めない．

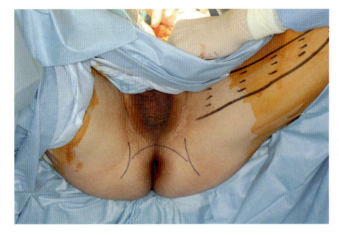

図 8.
症例3
術前のデザイン
直腸尿道瘻に対して会陰部の切開でアプローチを行った．左薄筋の位置を示す．

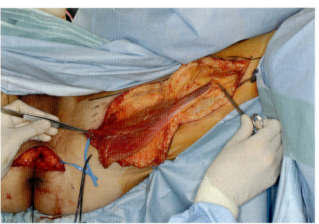
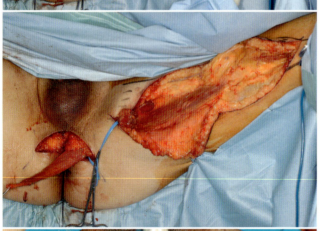
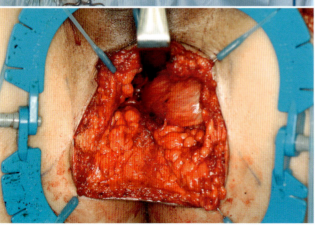

$\frac{a}{\frac{b}{c}}$

図 9.
症例3
　a：挙上した薄筋弁
　b：皮下トンネルから会陰部に誘導した薄筋弁
　c：固定された薄筋弁
薄筋弁を可及的に長く採取し，尿道瘻縫合部と直腸瘻縫合部の間に筋体を間置して固定した．

ンを行い，直腸粘膜および尿道粘膜をそれぞれ縫
合閉鎖した．縫合部同士を筋弁により遮断するた
め，左有茎薄筋弁による再建を行った．

術後合併症

皮弁自体の合併症としては，有茎皮弁であるこ
とに起因する末梢側の血流不全や部分壊死が最も
考えられる．特に皮島をより遠位側に作成した場
合，最も再建したい場所に，最も血管柄から遠い血
流の少ない部位が配置されることになるため注意
を要する．ただし通常の会陰部欠損であればこの
ような問題を生じることは少ないと考えられる．

薄筋皮弁採取部における日常生活に影響を及ぼ
すような機能障害はほとんどない．薄筋は長内転
筋，短内転筋，大内転筋，恥骨筋とともに大腿内
転筋群を構成している．薄筋の作用である，股関
節の内旋，膝関節の屈曲などの機能は，他の筋群
によって代償されるためと考えられる．筆者の経
験した症例でも皮弁採取部の機能的障害は認めら
れなかった．

まとめ

薄筋皮弁は解剖学的に挙上が容易で，採取部の
犠牲が少なく，会陰部再建に有用な皮弁の1つで
ある．

参考文献

1) Pickrell, K., et al.：Gracillis muscle transplant for rectal incontinence. Surgery. **40**：349-363, 1956.
2) Orticochea, M.：The musculo-cutaneous flap method：An immedite and heroic substitute for the method of delay. Br J Plast Surg. **25**：106-110, 1972.
   Summary　筋皮弁としての最初の報告である．
3) McCraw, J. B., et al.：Vaginal reconstruction with gracilis myocutaneous flaps. Plast Reconstr Surg. **58**：176-183, 1976.
   Summary　薄筋皮弁による会陰部再建の最初の報告である．
4) Mathes, S. J., et al.：Myocutaneous free-flap transfer. Antomical and experimental considerations. Plast Reconstr Surg. **62**：162-166, 1978.
5) Maldonado, A. A., et al.：Free functioning gracilis muscle transfer with and without simultaneous intercostal nerve transfer to musculocutaneous nerve for restoration of elbow flexion after traumatic adult brachial pan-plexus injury. J Hand Surg Am. **42**(4)：293, e1-7, 2017.
6) Schoeller, T., et al.：The transverse musculocutaneous gracilis flap for breast reconstruction：guidelines for flap and patient selection. Plast Reconstr Surg. **122**(1)：29-38, 2008.

「使える皮弁術―適応から挙上法まで― 上・下巻」

編集／慶應義塾大学教授　中島　龍夫
　　　日本医科大学教授　百束　比古

B5判　オールカラー　定価各（本体価格 12,000 円＋税）

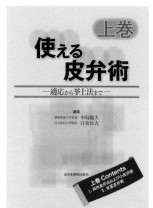

▽皮弁外科の第一線で活躍するエキスパートが豊富なイラストや写真で本当に「使える」皮弁術を詳しく解説！

▽「局所皮弁法および小皮弁術」、「有茎皮弁術」、「遊離皮弁術」、「特殊な概念の皮弁術・新しい方法」の4部に分けて、わかりやすくまとめました！

是非、手にお取りください！！

目次

上巻　188 頁

Ⅰ．局所皮弁法および小皮弁術
Z 形成術とその理論―planimetric Z plasty を含めて―
皮膚欠損修復に有用な幾何学的局所皮弁法
正方弁法と square flap principle
眼瞼、頬部再建に有用な局所皮弁
逆行性顔面動脈皮弁―特に外鼻、口唇の再建―
SMAP 皮弁―顔面再建
美容外科で用いる局所皮弁
唇裂手術に有用な局所皮弁・皮下茎皮弁
手・指の再建に有用な皮弁
皮下茎皮弁の適応―体幹四肢の再建―
Central axis flap method―multilobed propeller flap, scar band rotation flap, pin-wheel flap―
舌弁の適応と作成法

Ⅱ．有茎皮弁術
大胸筋皮弁―頭頸部再建―
後頭頸部皮弁　Occipito-Cervico(OC) flap
SCAP (superficial cervical artery perforator) 皮弁―頭頸部再建　遊離皮弁の可能性も含めて―
鎖骨上皮弁―頸部再建―
DP 皮弁・僧帽筋皮弁―頸部再建―
広背筋皮弁
有茎腹直筋皮弁―乳房・胸壁・会陰部・骨盤腔の再建―
SEPA 皮弁―男性外陰部再建など―
殿溝皮弁 (Gluteal fold flap)
大殿筋穿通枝皮弁―仙骨部再建―
VAF を利用した大腿部皮弁―鼠径外陰部再建―
大腿二頭筋皮弁―坐骨部褥瘡再建―
遠位茎腓腹皮弁による下腿・足再建
内側足底皮弁―踵再建―
DP 皮弁―頭頸部再建―

下巻　192 頁

Ⅲ．遊離皮弁術
前外側大腿皮弁―anterolateral thigh flap；ALT 皮弁―
鼠径皮弁
浅腸骨回旋動脈穿通枝皮弁 (superficial circumflex iliac artery perforator flap；SCIP flap)
肩甲下動脈皮弁―肩甲皮弁，広背筋皮弁，肩甲骨弁，肋骨弁―
TAP 皮弁
腹直筋皮弁
DIEP flap
S-GAP flap (上殿動脈穿通枝皮弁)・I-GAP (下殿動脈穿通枝皮弁)
前腕皮弁
内側腓腹筋穿通枝皮弁
腓骨穿通枝皮弁と腓骨弁
足・足趾からの遊離皮弁

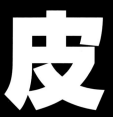

Ⅳ．特殊な概念の皮弁術・新しい方法
瘢痕皮弁　Scar(red) flap
キメラ型移植術による頭頸部再建
穿通枝スーパーチャージング超薄皮弁
穿通枝茎プロペラ皮弁法―The Perforator Pedicled Propeller(PPP) Flap Method―
穿通枝皮弁と supermicrosurgery
プレファブ皮弁―血管束移植皮弁と組織移植皮弁―
顔面神経麻痺の機能再建(1)　側頭筋移行術
顔面神経麻痺の機能再建(2)　薄層前鋸筋弁
機能再建―有茎肋骨付き広背筋皮弁を用いた上腕の機能再建―
皮弁による上眼瞼の機能再建
内胸動脈第 3 肋間穿通枝と胸肩峰動脈の吻合を利用した大胸筋皮弁
Expanded-prefabricated flap
VAF と V-NAF
拡大大殿筋皮弁

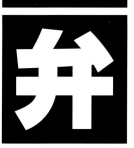

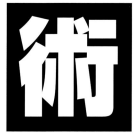

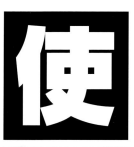

（株）全日本病院出版会

〒113-0033　東京都文京区本郷 3-16-4
TEL：03-5689-5989　FAX：03-5689-8030
http://www.zenniti.com

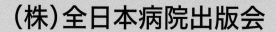

◆特集/外陰部の形成外科

外陰部再建手術
2) 殿溝皮弁

安倍吉郎[*1] 橋本一郎[*2]

Key Words : 外陰部再建(vulvar reconstruction), 殿溝皮弁(gluteal fold flap), 内陰部動脈穿通枝皮弁(internal pudendal artery perforator flap), 骨盤内臓全摘術(pelvic exenteration)

Abstract 外陰部再建に用いられるいくつかの皮弁の中でも,内陰部動脈の穿通枝を栄養血管とする殿溝皮弁は安定した血行を持つ安全性の高い皮弁である.通常殿溝部を中心軸として紡錘形に皮弁をデザインし,長さは 18 cm,幅は 7 cm 程度まで採取できる.坐骨直腸窩にある穿通枝を含む脂肪組織を温存し,ここを pivot point として皮弁をプロペラ型に回転させることで外陰部の全範囲に到達できる.180°回転させた場合でも皮弁の血行は良好なため,末梢を脱上皮して骨盤内に充填すれば骨盤死腔炎の予防も可能である.筋肉を犠牲にしないことから高齢者にも使用しやすく,皮弁先端のボリュームが調整できることや採取部の瘢痕が目立たないことなどから優れた整容性も兼ね備える.汎用性が非常に高い皮弁であり,外陰部再建を行う際には本皮弁の採取手技および術後の管理方法を習得していると大変有用である.

はじめに

発生学的に外陰部は体表の皮膚が変化して生じた外生殖器に分類され,外部の刺激から内生殖器を保護する役割を持つ.男性では陰茎や陰嚢が相当し,女性では左右一対の大陰唇とその内側の小陰唇,さらに中央の外尿道口および腟口までが外陰部に含まれる.外陰部再建においては,これらの機能性を損なわずに優れた整容性が得られる方法を選択する.男性では皮膚欠損に対して植皮術が用いられることが多いが,陰茎や陰嚢の皮膚は伸展性に優れるため,植皮の拘縮による機能障害をきたすことは少ない.それに対し,女性では外尿道口や腟口付近の植皮の拘縮により尿道口の狭窄や性交時に支障が生じることがある.そのため,特に女性の外陰部においては脂肪を含み拘縮を生じにくい皮弁による再建が望ましい[1].

外陰部再建に用いられる皮弁は,採取部位から腹部,会陰部および殿部,大腿部の3つに分類される[2]〜[5].中でも会陰部から殿部をドナーとし,内陰部動脈の穿通枝を栄養血管とする殿溝皮弁[6]は安定した皮弁血行を持つ安全性の高い皮弁である.筋肉を含まないため犠牲が少なく,皮弁先端のボリューム調整が容易であることや採取部の瘢痕が目立たないこと,左右対称な再建ができることなどから,外陰部再建において応用範囲の広い皮弁の1つである.本稿では主に殿溝皮弁の適応と手術手技を中心に述べる.

殿溝皮弁の解剖と適応

1. 皮弁の血管解剖について

殿溝皮弁は内腸骨動脈から分岐した内陰部動脈の皮膚穿通枝を栄養血管とする穿通枝皮弁である[6].骨盤内から出た内陰部動脈は坐骨結節付近で外陰部方向に走行を変え,腟と尾骨,坐骨結節を結ぶ三角形(坐骨直腸窩)から外陰部に出て会陰

[*1] Yoshiro ABE,〒770-8503 徳島市蔵本町3-18-15 徳島大学大学院医歯薬学研究部形成外科,准教授
[*2] Ichiro HASHIMOTO,同,主任教授

動脈となり，さらにその末梢では後陰唇動脈に分岐する．坐骨直腸窩は，深部では外側を閉鎖筋膜，内側を肛門挙筋，前方を浅会陰横筋，後方を大殿筋によって境界される間隙であり，殿部に近い後方では多量の脂肪組織で満たされている．この脂肪組織中を内陰部動脈から複数本の穿通枝が皮膚に向かって貫通しており，静脈や神経も動脈と一緒に伴行している．通常の外陰部再建では坐骨直腸窩の脂肪組織が全て切除されることは少なく，本皮弁が使用できない状況はほとんどない．また，穿通枝血管を露出させなくても皮弁の移動に支障がないことが多く，径 2〜3 cm の範囲で坐骨直腸窩の脂肪組織を温存すれば 15〜18 cm の長さの皮弁が採取可能である．

2．皮弁の適応について

殿溝皮弁は外陰部の様々な欠損に対応できるため汎用性が非常に高い[7)〜9)]．皮弁の pivot point が欠損部に近接していることに加え，殿溝部外側まで安定した血行を持つため十分な組織量を持った皮弁が採取できる．皮弁の移動様式としてはプロペラ型に相当し，血管茎がある pivot point 付近以外の皮弁末梢では脂肪組織を除去して薄くすることができるため，外尿道口や腟口周囲の粘膜とも縫合しやすい．広汎外陰切除(redical vulvectomy)が行われた後の全外陰部の欠損に対しても，両側から挙上した皮弁のボリュームを調整することで，恥丘部から大陰唇部，会陰部にかけて良好な外陰形態の再現が可能である．また，筋肉を犠牲にしない穿通枝皮弁であることから，筋力低下を避けたい高齢者にも使用しやすい皮弁である．

本皮弁は外陰部の皮膚再建に加えて，骨盤内操作の際に内腸骨動静脈が損傷されていなければ，骨盤内臓全摘術の後に生じる骨盤内死腔の充填材としても使用可能である．脱上皮した皮弁の末梢部分を骨盤内の組織欠損部に充填するが，皮下脂肪が多い症例では片側でも十分な組織量が充填できることもある．一方，外陰の欠損が大きく広範囲の皮膚再建を必要とする場合や，殿溝部の皮下脂肪が少なく十分な組織量が採取できない症例で

は，より組織量の多い腹直筋皮弁や外側広筋を複合させた前外側大腿皮弁などの使用も考慮する．

本皮弁は殿溝部から皮弁を採取するため瘢痕が下着で隠れやすく，より整容性を重視する若年者に対しても使用しやすい．一方で皮弁採取部を一期的に縫縮するため，採取する皮弁が大きく縫合部の緊張が強い場合は術後の床上安静期間を長くする必要がある．その際には抗血栓剤のヘパリンを投与するなど深部静脈血栓症の予防処置を行うが，特に肥満や高脂血症を伴う症例では術後管理に注意する．通常坐位時に生じる皮弁採取部の不快感や疼痛[10)]は術後 3 か月程度で徐々に緩和し，長期間に及ぶことは少ないが，患者にはあらかじめ説明しておく方がよい．

殿溝皮弁の手術手技

1．皮弁のデザイン

術前に外陰の欠損範囲とドップラー血流計で聴取した坐骨直腸窩の穿通枝の位置関係を確認し，本皮弁が使用できるかどうかを判断する．その際左右どちらかの皮弁が使用できない場合でも，対側の皮弁を大きめに採取することで適用できることもある．手術は砕石位で行うが，あらかじめ立位で殿溝部をマーキングしておくと皮弁のデザインがしやすい．皮弁を長く採取する場合は仙骨部にタオルなどを入れると外側まで殿溝部が見やすくなる．基本的には殿溝部を皮弁の中心軸とし，近位に穿通枝を含みながら皮弁を紡錘形にデザインする(図 1)．皮弁は長さが 18 cm，幅は一期的に縫縮可能な 7 cm 程度までは採取可能であり，通常この大きさでは皮弁の血行は安定している．骨盤内臓全摘術に使用する場合は皮弁を片側または両側の殿溝部外側まで大きくデザインし，十分な組織量を採取できるようにする．

2．皮弁の挙上

皮弁の挙上は皮弁の末梢側にあたる殿部外側より行う．皮弁の血行は大殿筋の筋膜を含めなくても良好であり，はじめから皮下脂肪層で挙上しても問題ないが，筋膜下で挙上すると大殿筋内側縁

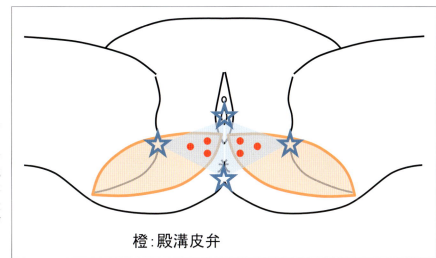

図 1.
基本的な殿溝皮弁のデザインのシェーマ
☆印(腟,坐骨結節,尾骨)を結ぶ三角内(坐骨直腸窩)に内陰部動脈の穿通枝(赤点)が複数本存在するため,この部分を含み殿溝部を皮弁の中心軸としてデザインする.

と坐骨直腸窩の境界がわかりやすい.皮弁の挙上を進めていくと坐骨結節付近に厚い筋膜を認めるため,これを目安としてここより内側では深部から出てくる穿通枝を損傷しないよう鈍的に剥離する方がよい.皮膚穿通枝は坐骨直腸窩の脂肪内に複数本あるため,必要ならば皮弁の血行を確認しながらこれらを切離していき,皮弁が欠損部に無理なく届くまでさらに内側に剥離を進める(図2).

3．皮弁の縫着および採取部の処置

欠損の程度に応じて皮弁に含まれる脂肪を除去した後に皮弁を縫着する.皮弁下および皮弁採取部には吸引ドレーンを必ず留置し,術後の血腫と漿液腫形成を予防する.殿溝部は坐位の際に強い緊張がかかるため,3-0 バイクリルなどの太めの撚り糸で皮下縫合した後に真皮縫合を密に行う.皮弁の近位部では大腿内側と殿部を縫合するため緊張が強くなりやすく,特に3点縫合部は創離開しやすい.緊張が強い症例では採取する皮弁近位部の幅を2～3 cm 程度に狭めるか,あるいは皮弁を回転させた後に皮弁の一部を外側に挿入して縫合部の緊張を緩和させる.

4．術後管理

術後は下肢架台を使用して股関節を軽度開排位とし,しばらくの間ギャッジアップを30～45°に制限して縫合部の過緊張と圧迫を避ける.皮膚の緊張が弱い症例では術後1週間より立位を開始し,徐々に股関節の屈曲運動を許可しているが,

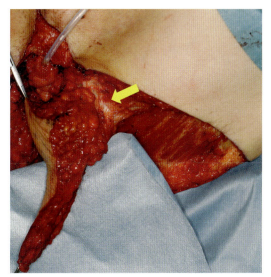

図 2．殿溝皮弁を挙上した状態
坐骨直腸窩の皮下脂肪内(矢印)を皮膚穿通枝が走行するため,ここを温存して皮弁を挙上する．

緊張の強い症例では術後10～14日程度の床上安静を保つ方がよい.ハイリスク症例では離床前に下肢の血管エコー検査を行い,深部静脈血栓症の有無を評価する.吸引ドレーンは1日の排液量が10 ml 以下になるまで留置し,術後5日目以降に抜去する.抜糸は創部の状態を見ながら術後2週間目以降に行う.殿溝部は肥厚性瘢痕を呈することは滅多にないが,術後3か月程度はテープを貼付し,瘢痕の緊張と痛みを緩和させる.

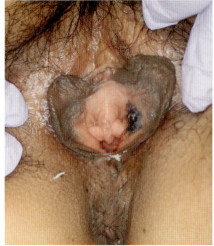
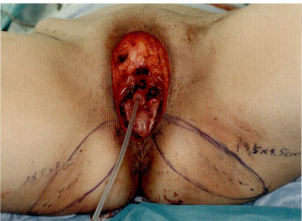
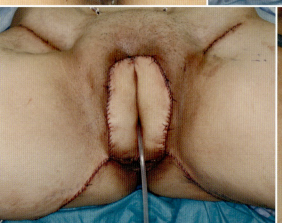
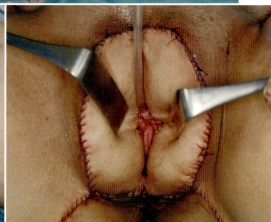
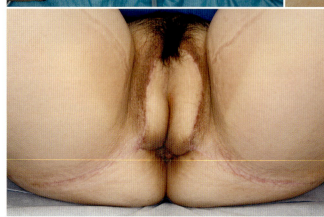

図 3.
症例 1：38 歳，女性．左小陰唇部悪性黒色腫
 a：左小陰唇部に黒色斑を認め，生検で悪性黒色腫の診断であった．
 b：外尿道口および腟口を温存した広汎外陰切除を行った後，両側に 13.5×4～4.5 cm の殿溝皮弁をデザインした．
 c：手術終了時
 d：外尿道口と腟口周囲では皮弁の脂肪を減量してボリュームを調整した．
 e：術後 4 か月経過時．瘢痕は目立たず排尿時の障害を認めない．

症　例

症例 1：38 歳，女性．左小陰唇部の悪性黒色腫（図 3）

数か月前より左小陰唇部に隆起を伴う黒色斑を自覚していた．生検で悪性黒色腫と診断されたため，若年であることも考慮し，両側の鼠径リンパ節郭清術と広汎外陰切除術を行った．外尿道口と腟口を温存した外陰切除を行った後，左側に 13.5×4.5 cm，右側に 13.5×4 cm の殿溝皮弁を作成した．外尿道口と腟口が狭窄しないよう皮弁の皮下脂肪を一部除去し，皮弁を薄くしてから縫着した．術後 4 か月が経過しているが外陰の形態は良好で排尿障害を認めておらず，皮弁採取部の瘢痕

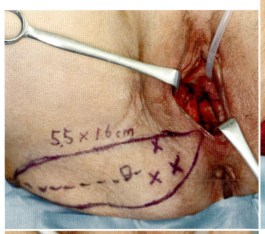
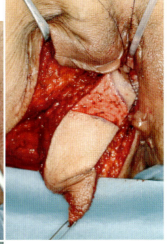
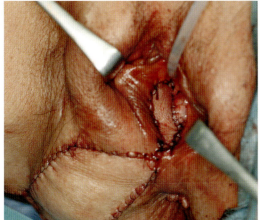

a	b
c	
d	e

図 4.
症例 2：81 歳，女性，腟前庭部悪性黒色腫
 a：腟前庭部に悪性黒色腫を認め，婦人科で拡大切除された後に右側に 16×5.5 cm の殿溝皮弁をデザインした．
 b：皮弁を移動する際に切り上げた大陰唇と重なる部分を脱上皮した．
 c：手術終了時．皮弁を約 180° 回転させ，皮弁末梢を深部に挿入した．
 d：術後 1 年経過時．良好な外陰形態を保っている．
 e：再建部周囲の腟前庭部粘膜にも炎症を認めない．

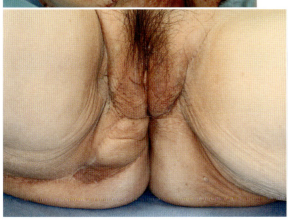
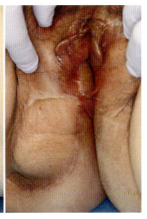

も目立たない．

症例 2：81 歳，女性，腟前庭部の悪性黒色腫(図 4)

数年前より腟前庭部右側の皮下腫瘤を自覚していた．婦人科で生検された結果，悪性黒色腫の診断で拡大切除が行われた．腟口外側と深部にかけて粘膜と軟部組織の欠損を認めたため，右側に 16×5.5 cm の殿溝皮弁を作成した．大陰唇の形態を損なわないよう大陰唇を後方から切り上げ，皮弁を移動する際に重なる部分を脱上皮した後，皮弁末梢を欠損部に挿入した．術後 1 年が経過しているが良好な外陰形態を保ち，再建部周囲の腟前庭部粘膜にも炎症を認めていない．

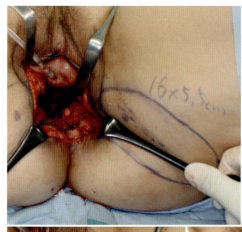
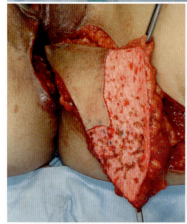
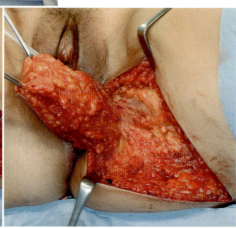
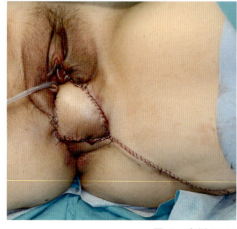
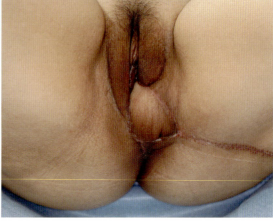

図 5. 症例 3：50 歳，女性，子宮頸癌再発
a：後方骨盤内臓全摘術が行われた後，左側に 16×5.5 cm の殿溝皮弁をデザインした．
b：皮弁を挙上後，皮弁末梢部分を 7〜10 cm 程度脱上皮した．
c：内陰部動脈の穿通枝を含んだ坐骨直腸窩の脂肪組織を温存し，皮弁を約 180°回転させて脱上皮した部分を骨盤内に充填した．
d：手術終了時
e：術後 2 か月経過時．創治癒は良好で骨盤内の感染症などを認めない．

症例3：50歳，女性，子宮頸癌再発（図5）

骨盤部に 60 Gy の放射線照射の既往がある子宮頸癌の再発に対し，婦人科と消化器外科により後方骨盤内臓全摘術と人工肛門造設が行われた．骨盤死腔炎を予防するために左側に 16×5.5 cm の殿溝皮弁を作成した．皮弁を挙上した後，末梢を 7〜10 cm 程度脱上皮して骨盤内に充填した．本症例は皮下脂肪が多く，片側で十分な組織量が採取できた．直腸を切断する際に周囲の軟部組織も一部切除されていたが，皮弁の血行は良好で完全生着した．術後 2 か月が経過し，創治癒は良好で骨盤内の感染症などの合併症を認めていない．

参考文献

1) 橋本一郎ほか：悪性腫瘍切除後の外陰会陰部再建における皮弁術と植皮術．Skin Cancer. **24**：423-426, 2009.

2) McCraw, J. B., et al.：Vaginal reconstruction with gracilis myocutaneous flaps. Plast Reconstr Surg. **58**：176-183, 1976.
   Summary　初めて薄筋皮弁を外陰再建に用いた論文．

3) Luo, S., et al.：Anterolateral thigh fasciocutaneous flap in the difficult perineogenital reconstruction. Plast Reconstr Surg. **105**：171-173, 2000.
   Summary　前外側大腿皮弁を会陰部の再建に用いた報告．

4) Lee, M. J., et al.：The oblique rectus abdominis musculocutaneous flap：revisited clinical appli-cations. Plast Reconstr Surg. **114**：367-373, 2004.

5) Yii, N. W., et al.：Lotus petal flaps in vulvo-vaginal reconstruction. Br J Plast Surg. **49**：547-554, 1996.
   Summary　殿溝部を皮弁採取部として用いた論文．

6) Hashimoto, I., et al.：The gluteal-fold flap for vulvar and buttock reconstruction：anatomic study and adjustment of flap volume. Plast Reconstr Surg. **108**：1998-2005, 2001.
   Summary　Gluteal fold flap の栄養血管である内陰部動脈と皮膚穿通枝の所在を解剖で明確にした論文．

7) Hashimoto, I., et al.：The internal pudendal artery perforator flap：free-style pedicle perfo-rator flaps for vulva, vagina, and buttock reconstruction. Plast Reconstr Surg. **133**：924-933, 2014.
   Summary　内陰部動脈を穿通枝とした皮弁のバリエーションとその適応を報告した論文．

8) Winterton, R. I., et al.：Gluteal fold flap for perineal reconstruction. J Plast Reconstr Aesthet Surg. **66**：397-405, 2013.

9) Lee, P. K., et al.：Gluteal fold V-Y advancement flap for vulvar and vaginal reconstruction：a new flap. Plast Reconstr Surg. **118**：401-406, 2006.

10) Ragoowansi, R., et al.：Immediate vulvar and vaginal reconstruction using the gluteal-fold flap：long-term results. Br J Plast Surg. **57**：406-410, 2004.
    Summary　Gluteal fold flap の術後の合併症と機能について報告した論文．

新刊

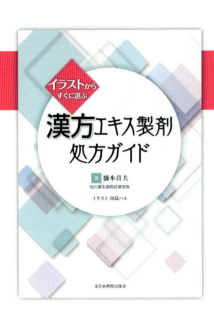

イラストからすぐに選ぶ
漢方エキス製剤処方ガイド

著：**橋本喜夫** 旭川厚生病院診療部長　イラスト：田島ハル
2018年4月発行　B5判　280頁　定価(本体価格 **5,500** 円+税)

構成生薬は？ その効能は？
方剤選択のポイントは？ 重要な所見は？

これから漢方エキス製剤の処方を学びたい方でも、
イラスト、重要な生薬効能、そして全256症例の紹介で、
簡単に理解を深めることができます。
用語解説付きですぐに役立つ、すべての医師必携の一冊です！

目次（一部）

- [1] 葛根湯
  汗の出ない感冒，上半身の疼痛，上半身の炎症に使用せよ
- [2] 葛根湯加川芎辛夷
  蓄膿症や鼻閉感に使用すべき
- [3] 乙字湯
  痔疾患なら第一選択
- [5] 安中散
  胃の痛みや生理痛に使用すべし
- [6] 十味敗毒湯
  これといった特徴のない湿疹・蕁麻疹には第一選択
- [7] 八味地黄丸
  腎虚（老化）と思ったらまず第一選択に
  ……（全128製剤）
  本書を読むために（理解を深めるために）
  テクニカルターム（用語）解説
  漢方エキス製剤索引・生薬名一覧

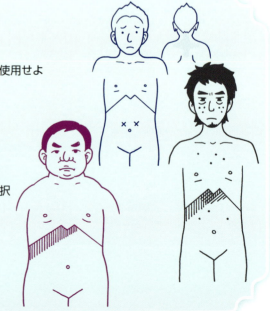

 全日本病院出版会　〒113-0033　東京都文京区本郷3-16-4　Tel:03-5689-5989
http://www.zenniti.com　Fax:03-5689-8030

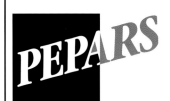

◆特集/外陰部の形成外科
外陰部再建手術
3）遊離皮弁

宮本　慎平*

Key Words：外陰部再建(perineal reconstruction)，広背筋(latissimus dorsi)，胸背動脈穿通枝(thoracodorsal artery perforator)

Abstract　外陰部の再建は局所・有茎皮弁で対応できることがほとんどであり，遊離皮弁移植が必要となることは稀である．逆に，遊離皮弁を要する外陰部欠損は，局所・有茎皮弁のオプションが絶たれた症例であり，再建の難易度も必然的に高くなる．部位的に膿瘍形成や死腔形成，創哆開により創治癒が遷延することも多く，確実な創閉鎖を得ることが重要となる．本稿では，遊離皮弁による外陰部再建のポイントについて説明する．

はじめに

外陰部欠損の再建では，局所皮弁や下腹部・大腿部・鼠径部などからの有茎皮弁の選択肢が多く，陰茎再建を除けば，遊離皮弁の再建が適応になることは稀である．しかし，何らかの事情で局所・有茎皮弁が使用できない症例，あるいは使用が望ましくない症例では，遊離皮弁移植が必要となる．

本稿では我々の行っている遊離皮弁移植による外陰部再建について，適応と術式の要点について述べる．

遊離皮弁移植の適応とその利点

外陰部の再建では局所・有茎皮弁の選択肢が数多く存在する．殿部・大腿部からは殿溝皮弁[1]，薄筋皮弁[2]，前外側大腿皮弁[3]，後大腿皮弁[4]，腹部・鼠径部からは腹直筋皮弁(もしくは深下腹壁動脈穿通枝皮弁)[5]，鼠径皮弁[6]，浅下腹壁動脈皮弁などが選択できる．また，広範な欠損であれば，異なる2つの皮弁を組み合わせたり，同一皮弁を両側から採取したりして再建することも可能である[7][8]．このため，大半の症例は局所・有茎皮弁により被覆することが可能であるが，症例によってはこれらの皮弁を使用できない，あるいは使用が望ましくない場合がある．具体的には，鼠径郭清が行われた場合，鼠径部からの皮弁採取は不可能になる．また，大腿前面の皮膚が壊死する危険性があり，同側の前外側大腿皮弁の採取は好ましくない場合も多い．また，人工肛門造設が行われる場合には，術後の腹壁強度も考慮し，腹直筋皮弁の採取はできるだけ避けている．

一方，外陰部再建における遊離皮弁移植の利点として，創の形態を単純化し，テンションフリーの閉創をもたらす点がある．局所・有茎皮弁では，3点縫合部が多数生じたり，欠損と採取部の閉創が干渉したりするため，術後の創離開や治癒遅延の原因となり得る．また，術後に体位・肢位制限が必要になることも少なくない．これに対し，遊離皮弁はパズルの最後のピースをはめ込むような形で移植することが可能であるため，皮弁が生着しさえすれば，良好な創治癒が得られやすく，術後のリハビリも早期から制限なく行える．このよ

---

* Shimpei MIYAMOTO，国立がん研究センター中央病院形成外科，科長/〒113-8655　東京都文京区本郷7-3-1　東京大学医学部形成外科，講師

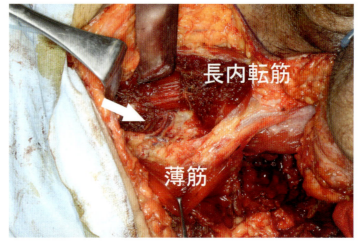

図 1. 薄筋(右側)の栄養血管(矢印)
本症例では，長内転筋を一部切断している．

うな利点が吻合部血栓の危険性を上回ると考えられる症例では，局所・有茎皮弁が使用できる場合でも，Reconstructive ladder を越えて遊離皮弁を積極的に用いている．

遊離皮弁採取部の選択・採取法

移植皮弁として，当科では主に広背筋皮弁もしくは胸背動脈穿通枝皮弁を用いている[9]．手術は截石位で行われることがほとんどであるが，中程度の大きさの皮弁であれば，広背筋前縁に沿ったデザインとし，体位変換なしで採取する．大きい皮弁が必要な場合は側臥位に体位変換して採取する．術中の体位変換を減らし手術時間を短縮する目的で，側臥位で先に皮弁を挙上しておき，島状とした状態で腋窩にバンキングしておくこともできる．

広背筋皮弁とするか，胸背動脈穿通枝皮弁とするかについては，欠損の状態により決定する．骨盤底に至るような深い欠損では，死腔充填のために広背筋筋体が必要になるが，浅い欠損であれば胸背動脈穿通枝皮弁で十分である．血管柄の実効長も広背筋皮弁より長くなるため，移植床血管へ到達しやすくなる．さらに筋間中隔型の胸背動脈穿通枝が利用できれば，截石位や仰臥位での採取が容易になるという利点もある．

移植床血管の選択

外陰部の再建では，使用できる移植床血管の選択肢はそれほど多くない．外陰部前方の欠損や血管柄が長い場合には大腿動静脈への端側吻合やその分枝への端々吻合を選択することが可能であるが，外陰部後方の欠損では距離が遠くなり，これら血管に直接は到達できないことが多い．

同部での移植床血管として当科で頻用しているのは，薄筋の栄養血管である．薄筋と長内転筋の筋間を剝離することにより容易に確認できる(図1)．筋間のレベルでも動静脈とも口径は十分であり，位置も深くないので，手技的に吻合はそれほど難しくない．

術後管理

皮弁血流のモニタリングや創部の管理については，他の遊離皮弁移植症例と同様に行う．全身状態が許せば，術翌日から離床し歩行訓練を開始する．

症　例

症例 1：43 歳，男性．会陰部類上皮肉腫再発

会陰部類上皮肉腫を他院にて切除後の局所再発症例．直腸離断，陰茎海綿体・脚部・球部尿道合併切除が行われた．BMI 36.1 と高度肥満の症例で

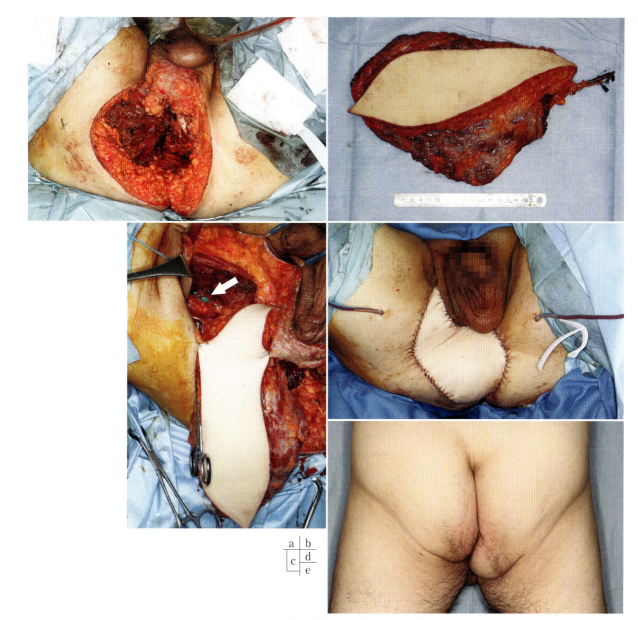

図 2. 症例 1：遊離広背筋皮弁移植による再建症例
a：欠損の状態
b：採取した広背筋皮弁
c：右薄筋の栄養血管に胸背動静脈を吻合したところ(矢印)
d：手術終了時の状態
e：術後 1 年 3 か月の状態

あり，人工肛門と膀胱瘻も造設されたため，腹部・大腿からの皮弁採取は不適と判断し，遊離広背筋皮弁による再建を計画した．

截石位での切除後，右側臥位へ体位変換し，左背部より 25×11 cm の広背筋皮弁を挙上した．再度，截石位へ体位変換し，胸背動静脈を右薄筋の栄養血管へ吻合して，皮弁を欠損部へ移植した．

術後，皮弁は生着したが，坐位に伴う圧迫により一部創の離開を生じたため，第 44 病日目に局所麻酔下で創の再縫合を行った．再縫合後，創は問題なく治癒した(図 2)．

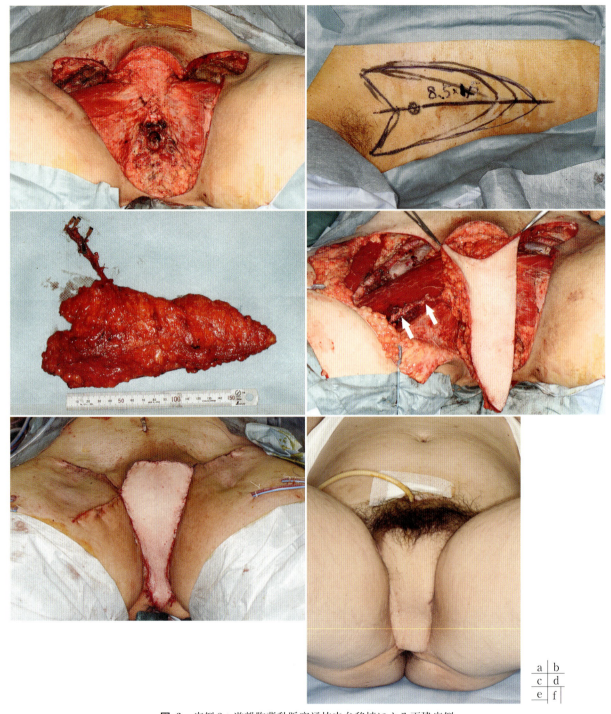

図 3. 症例 2：遊離胸背動脈穿通枝皮弁移植による再建症例
a：欠損の状態．膀胱瘻が造設されている．
b：胸背動脈穿通枝皮弁のデザイン．截石位のまま採取した．
c：採取した胸背動脈穿通枝皮弁
d：右薄筋の栄養血管に胸背動静脈を吻合したところ．矢印：皮弁血管柄
e：手術終了時の状態
f：術後 1 年の状態

症例 2：58 歳，男性．陰茎・会陰部類上皮肉腫

陰茎・陰嚢類上皮肉腫に対し陰茎・陰嚢全摘，両側鼠径部リンパ節郭清が行われた．術前から膀胱瘻の造設が行われていた．切除は截石位で行われた．外陰部欠損と両側鼠径郭清の創がつながり広範な欠損となったが，欠損の深度は浅かったため，遊離胸背動脈穿通枝皮弁での再建を計画した．

左腋窩部広背筋前縁から 15×8.5 cm のクラウン型胸背動静脈穿通枝皮弁を挙上した．皮弁挙上は截石位のままで，腫瘍切除と同時に行った．右薄筋の栄養血管に血管吻合を行い，皮弁を移植した．

術後，皮弁は問題なく生着した．右鼠径郭清部の創縁皮膚に壊死を生じたが，保存的に治癒した（図 3）．

まとめ

当科で行っている遊離皮弁移植を用いた外陰部再建について述べた．同部の再建で遊離皮弁移植が適応となる機会は少ないが，皮弁が生着すれば良好な創閉鎖が得られ，採取部の犠牲も低減できるため，症例によっては有用な選択肢となり得る．

参考文献

1) Hashimoto, I., et al.：The internal pudendal artery perforator flap：free-style pedicle perforator flaps for vulva, vagina, and buttock reconstruction. Plast Reconstr Surg. **133**：924-

933, 2014.

2) Kaartinen, I. S., et al.：Reconstruction of the pelvic floor and the vagina after total pelvic exenteration using the transverse musculocutaneous gracilis flap. J Plast Reconstr Aesthet Surg. **68**：93-97, 2015.

3) Zelken, J. A., et al.：Algorithmic approach to lower abdominal, perineal, and groin reconstruction using anterolateral thigh flaps. Microsurgery. **36**：104-114, 2016.

4) Friedman, J. D., et al.：The utility of the posterior thigh flap for complex pelvic and perineal reconstruction. Plast Reconstr Surg. **126**：146-155, 2010.

5) Qiu, S. S., et al.：Comparison of TRAM versus DIEP flap in total vaginal reconstruction after pelvic exenteration. Plast Reconstr Surg. **132**：1020e-1027e, 2013.

6) Atik, B., et al.：Reconstruction of wide scrotal defect using superthin groin flap. Urology. **68**：419-422, 2006.

7) Fujiki, M., et al.：Combined use of anterolateral thigh and gluteal fold flaps for complex groin reconstruction. Plast Reconstr Surg Glob Open. **3**：e541, 2015.

8) Scaglioni, M. F., et al.：Bilateral pedicle anterolateral thigh（ALT）flap combined with bilateral sartorius muscle flap for reconstruction of extensive perineoscrotal and medial thigh defect because of Fournier's gangrene. Microsurgery. **37**：669-673, 2017.

9) Miyamoto, S., et al.：Clinical analysis of 33 flow-through latissimus dorsi flaps. J Plast Reconstr Aesthet Surg. **68**：1425-1431, 2015.

Non-Surgical 美容医療 超実践講座

好評書籍

編著 **宮田 成章**
（みやた形成外科・皮ふクリニック 院長）

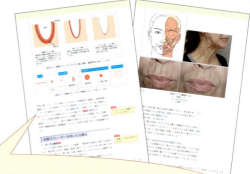

Non-Surgical 美容医療の基本の"キ"から、美容外科・美容皮膚科の領域で第一線を走る豪華執筆陣が行っている施術のコツまでを図総数 281 点，総頁数 400 頁にギッシリとつめこんだ，"超"実践講座!!

- 2017 年 7 月刊　B5 判　オールカラー
  定価（本体価格 14,000 円＋税）

関連ページをすぐに読める「LINK」や疾患から読むべき項目が一目でわかる目次，著者が診療で使用している機器の設定などをご紹介する「私のプロトコール」など，明日からの美容医療診療に役立つ項目が満載！

contents

- I　準備編
  - Non-Surgical 美容医療を始めるにあたって
- II　総論
  - 各種治療法総論
  - 疾患ごとの考え方
- III　各論
  - A　レーザーによる治療
    - 炭酸ガスレーザー
    - Er：YAG レーザー
    - Q スイッチアレキサンドライトレーザー・ルビーレーザー
    - Q スイッチ Nd：YAG レーザー
    - 光治療
    - ロングパルスアレキサンドライトレーザー／ロングパルス Nd：YAG レーザー
    - 付記：カーボンピーリング
    - ロングパルス Nd：YAG レーザー
    - ダイオードレーザー
    - フラクショナルレーザーの基本原理とノンアブレイティブフラクショナルレーザー
    - フラクショナル Er：YAG レーザー
    - フラクショナル炭酸ガスレーザー
    - ピコ秒レーザー
  - B　高周波による治療
    - 単極型高周波と高密度焦点式超音波治療
    - Radiative 式高周波
  - C　ボツリヌス菌毒素による治療
    - ボツリヌス菌毒素による治療
    - ボツリヌス菌毒素の注射手技：Microbotox
  - D　注入剤による治療
    - ヒアルロン酸・レディエッセの注入手技①
    - ヒアルロン酸の注入手技②
    - PRP（多血小板血漿）療法
  - E　糸による治療
    - スレッドリフト
  - F　スキンケアによる治療
    - 薬剤の経皮導入：水光注射
    - 薬剤の経皮導入：エレクトロポレーション
    - ケミカルピーリング，トレチノインおよびハイドロキノン
    - マイクロダーマブレーション：ダイヤモンドピーリング
  - G　手術による治療
    - 顔面の解剖と手術の概念
- IV　経営
  - 経営についての一般論・国内美容医療の状況

全日本病院出版会　〒113-0033 東京都文京区本郷 3-16-4　Tel：03-5689-5989
http://www.zenniti.com　Fax：03-5689-8030

◆特集／外陰部の形成外科

外性器の美容外科

土井秀明[*1]　藤本卓也[*2]

Key Words : 包茎手術(posthetomy)，小陰唇縮小術(nymphectomy)，陰核包皮切除術(posthetomy of the clitoris)，腟縮小術(vagina reduction)，ボディピアス(body piercings)

Abstract　外性器は，同性であっても容易に他人に露出する部分ではないが，同時に他人の形態，機能と比較することが困難な部位でもある．それゆえ，医学的な根拠の薄い俗説や風評を信じ，自己の外性器が異常であると思い美容外科を訪れる者も少なくない．

　昨今，外性器の美容外科治療では，他人に相談しづらいことを逆手にとって，トッピング医療と言われる不必要なオプション治療を追加する悪質な営利目的の手法も横行しており，社会問題となっている．特に包茎手術において，亀頭増大術や長茎術，シリコンボール埋入術などが不必要に追加され，合併症をきたし受診する患者も増加している．

はじめに

　外性器は他人に露出する部位ではないために，見かけの改善を目的とする美容外科治療の必要性に乏しい領域ではあるが，豊胸術と同様に異性へのセックスアピール目的や自己満足，さらには介護を受けるようになった時に恥ずかしいなど，様々な理由で美容外科での治療を受ける患者は少なくない．一方，外性器の美容外科手術の経験がある美容外科医は減っており，包茎専門クリニックと言われる外性器治療に特化したクリニックでの治療が増えている．これらの専門と言われるクリニックの一部では，おおっぴらにしたがらない心境につけ込んで，不必要なオプション治療を追加するトッピング医療という不適切な営業手法も広がっている．

　外性器の美容外科治療について紹介し，代表的な治療法については，詳細な術式も紹介する．

---

*1 Hideaki DOI, 〒534-0024　大阪市都島区東野田町 2-9-7 KS ビル 2 階　こまちクリニック，院長
*2 Takuya FUJIMOTO，同

男性外性器の美容外科

1．包茎手術(背面切開術，環状切開術)

　割礼(新生児期から乳児期に包皮の一部を切開あるいは切除する宗教的風習)を受けるユダヤ教徒に陰茎癌がほとんど発生しないことを根拠に，包茎は恥垢が溜まり易く陰茎癌のリスクファクターであるとされ，包茎手術が推奨された時代もある[1]．その後，陰茎癌が女性の子宮頸癌と同様にヒト・パピローマウイルスが大きな原因であるとされるようになると，排尿時にバルーニング(外尿道口に高度の狭窄があり，排尿時に包皮が膨らむ状態)や尿線の乱れが生じるような排尿に支障のある高度の真性包茎や包皮を翻転すると戻すことが困難な嵌頓包茎以外には手術適応がないと言われるようになった．最近では，包皮に狭窄があってもほとんどの場合，用手的に嵌頓に注意しながら翻転を繰り返すと矯正可能であるとして，多くの泌尿器科医の見解としては包茎手術の意義はほとんどないとされている[2]．

　一方，女性へのセックスアピールと性成熟の証になるという医学的根拠のない理由をつけ，純粋

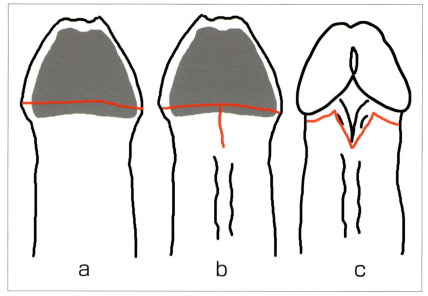

図 1. 包茎手術(環状切開法)のデザイン
a：陰茎背面から見たデザイン
b：陰茎の尿道側から見たデザイン
c：包皮を翻転し尿道側から見たデザイン．包皮小帯に三角弁を作成している．

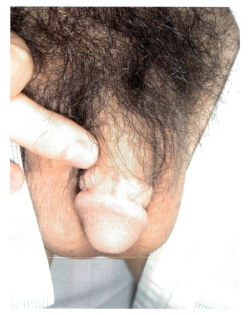

図 2. 包皮内板の切除量が少ないと，内板と外板の色調の違いが目立つ．

に営利目的に包茎手術を勧める美容外科クリニックも多数存在する．

手術の実際

美容目的の包茎手術は，環状切開法となり背面切開法はほとんど行われないため，環状切開法について詳述する[3]．まず，筆者のデザインを紹介する(図 1)．デザインは安静状態で行われる．包皮外板の切開線は亀頭冠をわずかに覆う長さとし，切開面は環状溝に平行に描く．包皮内板の切開線は環状溝の中枢側であるが，環状溝から 5～6 mm は縫合のために包皮内板を残すようにしている．包皮内板を残しすぎると色の濃い包皮外板と粘膜に近い白色調の包皮内板の色調の違いが目立つこととなる(図 2)．包皮小帯部分は，1 cm 弱の三角弁として残し，包皮外板腹側で Y-V 形成を行い，縫合線の絞扼を予防している．この三角弁は，浮腫が遷延する場合があるので，注意を要する．切除範囲が過剰とならないように，陰茎を用手的に伸展することで勃起時を想定し確認するとよい．

局所麻酔は，エピネフリン加 1% リドカインを生理食塩水で 2 倍に希釈し使用するが，添付文書では陰茎への使用は禁忌となっている．その使用は医師の自己責任での使用となるので注意が必要である．

デザイン通りに切開を行い，浅陰茎筋膜上で包皮を剝離する．包皮直下には豊富な血管網が存在するので，丁寧に止血を行った後に創を 6-0 合成吸収糸で縫合する．縫合部には，ワセリンか抗生

物質含有軟膏を塗布し，包帯を数回巻いて被覆する．包交は，1日1回程度，シャワー浴後に患者自身に行わせる．抜糸は必要ないが，希望があれば1週間程度で抜糸を行う．

2．長茎術[1]

長茎術も亀頭増大術と並んで，トッピング医療で勧められるオプション治療のひとつである．

陰茎の延長は，矮小陰茎の中でも埋没陰茎と言われるタイプに有効な手段であり，2つの方法が行われる．第一には，恥丘部の脂肪除去である．陰茎基部に逆U字切開を行い，脂肪組織を切除し創縁を恥骨枝に縫合固定する．陰茎基部を深くすることで陰茎を長く見せる方法である．第二には，逆U字切開から恥骨結合部と陰茎の間にある陰茎提靱帯を切離し深部の陰茎海綿体を前方に引き出す方法である．いずれの術式も亀頭の知覚神経である陰茎背神経の損傷に注意しなければならない．

3．亀頭増大術

主にコラーゲンやヒアルロン酸，ポリアクリルアミドを主原料とする医療用注入材料（フィラー）が用いられている．包茎手術におけるトッピング医療の代表的なものである．包茎のため亀頭が小さいと包皮の戻りが起こるであるとか亀頭が大きい方が男らしいなどと説明し，治療を勧めるそうである．海綿体への注入は血管内注入と同じことであり，血管内塞栓のリスクがあり，行うべきではないと考えられる．また，ポリアクリルアミド製剤は，分解吸収されることがないばかりでなく，製造過程において有害なモノマーのアクリルアミドの混入が否定されていないので使用するべきではないと考える．

陰茎体周囲径の増大には，脂肪注入や真皮脂肪移植も行われているようである．

4．シリコンボール埋入術

ボール状に加工した医療用シリコンインプラント（直径6〜10 mm，球形またはラグビーボール型など）を陰茎深筋膜（Buck's fascia）下に複数個，埋入する手術である．性行為において，女性の腟壁を刺激する目的で行われる．

手術の実際

陰茎体のシリコンインプラント埋入希望部位に局所麻酔を行う．小切開より陰茎深筋膜下にシリコンインプラントよりも少し広い範囲のポケットを作成する．シリコンインプラントを埋入し，創を6-0〜4-0程度の合成吸収糸で縫合する．

陰茎体皮下は静脈網が密であるので，止血を十分に行い血腫ができないようにすることと，剝離層が浅くなり皮下でシリコンインプラントが遊走しないようにすることが重要なポイントとなる．

5．フォアダイス除去

フォアダイスとは亀頭冠から環状溝周囲に見られる1 mm程度の丘疹様変化であり，本来，生理的に出現する無害なものである．一部の医療機関では，性行為感染症の病変と誤認する危険性があるという理由づけでトッピング医療に利用されている．局所麻酔下に電気焼灼や炭酸ガスレーザーによる蒸散が行われている．容易に除去可能であるが，医学的に必要な治療ではない．

6．ピアス

装飾目的でピアッシングが行われる．亀頭や尿道を貫通させるようなピアッシングもあるが，海綿体を穿刺するとかなりの出血が見られる場合もあり注意が必要である．包皮や陰嚢へのピアッシングであれば，他の部位のボディピアスと同様の手技となる[5]．

手術の実際

通常，ダンベル型（バーベル型）と言われる両端にボール状の捻じ込み式留め具のついたピアスやリング状のピアスが用いられる．26〜30 G程度の注射針を用いて，エピレナミン加0.5〜1.0%リドカインで局所麻酔を行う．ピアスの太さに応じて18〜14 G静脈留置針を用いて穿刺を行う．穿刺後に内筒を抜去し，代わりにピアスの軸を外筒の中に挿入し，ピアスが抜けないように外筒を抜去し留め具を固定しピアッシングを終了する．

エピレナミンの薬効が消失することで後出血が起こる場合や外力によるピアスホールの破断が起

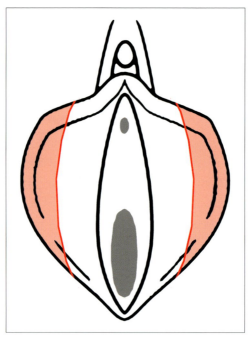

図 3. 小陰唇縮小術のデザイン．赤色部分を切除する．

こるリスクは，臍ピアスなどの他のボディピアスと同様である．

女性外性器の美容外科

1．小陰唇縮小術

女性外性器の美容外科手術でもっとも希望の多い術式のひとつである．小陰唇が下着に引っかかったり性交渉の際に巻き込んだりする，あるいは見た目がよくない，左右差があるなどの理由で受診する場合が多い．

手術の実際

砕石位で手術を行う．

切除範囲は，希望のサイズに合わせるように決定する．直立した姿勢で大陰唇に隠れるサイズを基準にするとよいであろう．切開線は円弧状に設定し，直線状にならないようにすることが必要である（図 3）．

出血し易い部位であるので，エピレナミン加 0.5～1%リドカイン溶液を用いて局所浸潤麻酔をやや多めに注入する．包茎手術と同様に，小陰唇は薄く扁平な形状であり，かつ，柔軟な組織であるため，皮膚と粘膜を緊満状態にして切り易くする目的もある．

切除は，出来上がりが左右対象となるようにすることに注意が必要である．6-0 程度の合成吸収糸で縫合を行うが，単一結紮縫合でも連続縫合でも問題はない．ただし，縫合糸痕を残さないために 4～5 日程度での抜糸が推奨されている（図 4）．

2．大陰唇縮小術

大陰唇も縮小手術の対象となっているが，血管網が豊富であるので出血が多く，また，希望者もほとんどない．

3．陰核包皮切除術

男性の包茎手術と同様に，陰核を露出する陰部の衛生目的で行われる．アフリカや中東の一部では，現在でも風習として陰核包皮の割礼が行われているそうである．

手術の実際

男性の包茎手術とは異なり，背面切開術が適応となる．局所麻酔下に陰核を覆う陰核包皮に縦切開を行い，断端を合成吸収糸で縫合するだけである．陰核包皮が長い場合は，余剰分を切除することとなる．

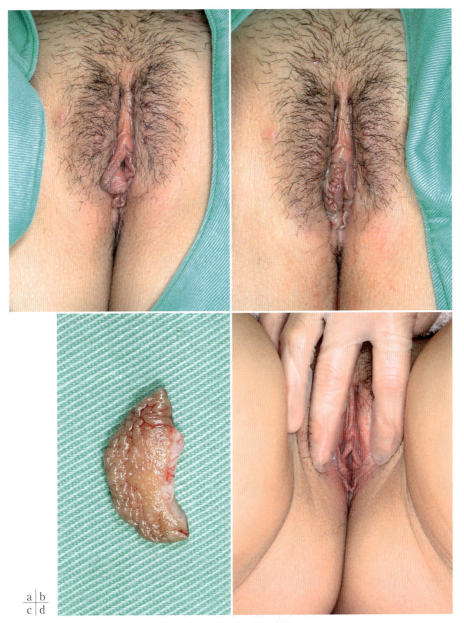

図 4. 症例：20 歳，女性
a：左の小陰唇形成不全により，右小陰唇縮小を希望し受診した．
b：術直後，腫れによる左右差が認められる．
c：切除された右の小陰唇
d：術後 6 か月．左右差もなく良好な形態となっている．

4．腟縮小術

この手術は経産婦に希望者が多い．性交渉において配偶者などのセックスパートナーが不満を感じていると思い，手術を希望し受診する．婦人科でも手術が行われているが，美容外科受診者も少なくない．

最近では非手術的治療法として，腟壁粘膜下へのヒアルロン酸などのフィラー注入，レーザーやHIFU（超焦点超音波）などを用いた腟縮小専用の医療機器も開発され使用されている．

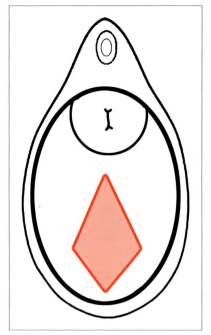

図5. 腟縮小のデザイン. 赤色部分を切除する.

手術の実際

砕石位で手術を行う. クスコ(腟鏡)か長い筋鉤を使用し, 腟口を展開する. 23Gカテラン針を用いて直腸側の腟壁に局所浸潤麻酔を行う. 腟口の展開で痛みや不快感が強い場合は, 仙骨硬膜外麻酔を併用する. デザインは腟口側を広くしたダイヤモンドシェイプとする(図5). デザイン通りに腟後壁粘膜を切除する. 直腸を傷つけないように電気メスの使用は最小限にしなければならない. 創は4-0〜3-0程度の丸針付きの合成吸収糸で単一結紮縫合を行う. 縫合に際しても直腸壁を傷つけないよう注意しなければならない. 糸は自然に脱落するが, 7〜10日程度で抜糸する場合もある.

会陰部まで切開線を延長する術式もあるが, 肛門括約筋の損傷に注意しなければならない.

5. 処女膜再生術

初めての性交渉で処女膜と言われる粘膜の襞が傷つき, 少量の出血が見られる状況を再現するために, 腟口から少し腟内に入った部分の腟粘膜に小切開を行い縫縮することで, 処女膜様の襞を形成する方法である. 現在では, ほとんど需要のない手術となっている.

6. ピアス

主に陰核と小陰唇が対象となる. 陰核は男性の陰茎に相当する組織であるため, 陰核自体にピアッシングを行うと海綿体からの出血で止血が困難となる場合もある. 出血を避けるためには, 陰核包皮へのピアッシングが行われる.

手技は, 男性外性器のピアッシングと同様である.

まとめ

外性器を対象とした各種美容外科治療法を紹介した. 美容外科治療は, 他人に相談しづらいものであるが, 外性器の治療はさらに相談しづらいものである. このことを利用し, 広告で集客し, トッピング医療と言われる不必要なオプション治療を付け加え, 高額の治療費を要求するクリニックが存在すると言われている. 患者への啓蒙も重要であると考える.

参考文献

1) 重原一慶ほか：陰茎癌の疫学と病因. 泌尿器外科. **26**(6)：905-909, 2013.
2) 折笠精一：環状切除と割礼(4). 泌尿器外科. **26**(6)：985-988, 2013.
3) 高橋 元：4. 泌尿生殖器系 包茎. 図説臨床形成外科学講座6 整容, 体幹, 泌尿・生殖器, 下肢. 塩谷信幸ほか編. 196, メジカルビュー社, 1987.
4) 土井秀明ほか：矮小陰茎および類症の再建(会議録). 日形会誌. **9**(臨増)：222, 1989.
5) 土井秀明：臍ピアス. 臍の外科. 土岐 彰ほか編. メジカルビュー社, 2018. [in press]

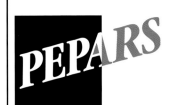

◆特集／外陰部の形成外科
性同一性障害における外陰部形成術
1）性同一性障害 FTM 患者に対する性別適合手術

難波祐三郎*

Key Words : 性同一性障害（gender identity disorder ; GID），女性から男性への性転換症（female to male transsexual），性別適合手術（sex reassignment surgery），尿道延長術（urethral elongation），陰茎形成術（phalloplasty）

Abstract　性同一性障害（GID）FTM 患者に対する外陰部形成術は，乳房切除術，子宮卵巣摘出術を受けた患者が男性性をより高める希望がある時に行われるものである．ただし，多くの患者は子宮卵巣摘出術を受けて戸籍上の性別が変更できた段階で性別適合手術（SRS）を終了する．陰茎癌切除後の陰茎再建では通常，後部尿道は正常解剖を維持しているが，FTM 患者では現外尿道口と陰茎尿道を連結するための尿道延長術を予め行っておく必要がある．FTM 患者は陰茎を獲得することで男性としての性自認確立が容易となる．特に形成陰茎に触覚や性的知覚が出現してくると，ボディ・イメージが変化するとよく表現する．しかし，尿道狭窄，尿道皮膚瘻，尿道結石など尿道合併症の発生率が高く，術前のインフォームド・コンセントを十分に得ておくことが重要である．

はじめに

　性同一性障害（GID）はあくまでも精神科領域の疾患であり，その特徴は他の精神疾患と異なり患者本人が GID の診断をつけて，身体的治療を求めて精神科を受診するところである．ただし GID の診断を確定するためには患者の訴える性別違和が，統合失調症のような他の精神疾患から派生するものでないことを精神科医が判断しなくてはならない．すなわち GID 治療における精神科医のゲートキーパーとしての役割は非常に大きい．性別適合手術（SRS）の目的は外性器を希望する反対性の形状に近似させることにより性別違和を緩和することであるが，その本質は去勢手術であり，非可逆的である．そのため GID の診断確定と身体的治療の承認においては，複数人の精神科医による長期の観察とジェンダーチームによる慎重な検討が求められることは言うまでもない．また SRS を行う医師が母体保護法違反や傷害罪に問われないためには，あくまでも日本精神神経学会が発表している「性同一性障害に関する診断と治療のガイドライン（第 4 版）」[1]に準じて治療が進められなくてはならない．現在，SRS に対する保険適用の動きが進んでいるが，保険適用になったとしてもガイドラインを遵守する必要性は殊更変わらない．ここでは我々が行っている GID・FTM 患者に対する外陰部形成術（尿道延長術，陰核陰茎形成術，陰茎形成術）の術式について解説し，合併症とその対策について述べる．

GID・FTM 患者に対する外陰部形成術

　GID・FTM 患者に対する外陰部形成術には，尿道延長術，ミニペニス形成術とも呼ばれる陰核陰茎形成術，陰茎形成術が含まれる．オプション手術としては陰嚢形成術や性交用支持形成としての骨移植などがある．

---

* Yuzaburo NAMBA, 〒700-8558　岡山市北区鹿田町 2-5-1　岡山大学病院ジェンダーセンター，教授

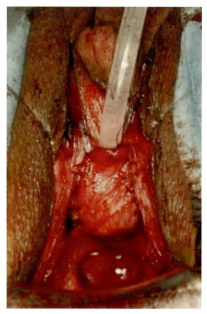

図 1. 反転した腟粘膜弁による新尿道形成術

尿道延長術

あくまで陰茎形成術の準備として行われる手術であり，本手術のみで立位排尿はできない．本手術を行わず1回で陰茎形成をしようとすると，元の外尿道口と恥骨結節あたりまでの新尿道を陰茎と同時に形成する必要が生じ，皮弁のデザインが難しくなり，手技が煩雑となる．そのため尿道延長術と陰茎形成術は2回に分けた方がよい．本手術を行うと腟口が非常に狭小化して目立たなくなることと，腟閉鎖術は出血が多いため，我々は原則，腟閉鎖術を行っていない．

手術ではまず尿道板より外側の小陰唇内板を脱上皮化して外板のみとする．腟の上壁より 3×4 cm の矩形状腟粘膜弁を奥から挙上する．この時，腟粘膜側から指を当てて尿道カテーテルとの距離を確認しながら粘膜弁剝離をすると尿道損傷を予防できる．粘膜弁採取部からは持続性に出血するため可及的に Y 字に縫縮して止血する．挙上した腟粘膜弁を腟内から引き出して陰核下部まで反転する．そして尿道板と腟粘膜弁で 16 Fr. の尿道カテーテルを巻き込むようにギャンビー縫合して新尿道を形成する(図1)．腟粘膜弁を両側の小陰唇外板で被覆する．尿道カテーテルは3週間留置し膀胱内圧を下げることで新尿道への尿の流れ込みを防止する．この時，大腿固定式の採尿バッグを使用すると日常生活が楽になる．

術後合併症で多いのは尿道皮膚瘻である．部位は外尿道口近くの粘膜弁反転基部が多いため，同部を周囲の軟部組織弁で被覆補強しておく．また膀胱炎もよく認める．これは尿道カテーテルを3週間留置することに起因している．外来診察時に膀洗を行い，抗生剤の投与をしているが，尿道カテーテルを抜去すれば膀胱炎は軽快する．

ミニペニス(陰核陰茎)形成術

本手術は男性ホルモンにより肥大化した陰核を矮小陰茎に見立てることから発想しており，立位排尿はしたいが陰茎形成術までは希望しない患者に適応となる．尿道延長術との違いは，陰核を恥骨結節まで上方移動することと新尿道を大陰唇皮膚で作成するところである．ただし，本手術を行った後にやはり陰茎形成術をしたいという患者が続いたこと，そして合併症の問題から，現在，我々は行っていない．欧米では現在も比較的行われており[2]，陰核亀頭と恥骨結節の間に組織拡張型のデバイスをつけて陰核海綿体を延長しようとする新技術も報告されている[3]．

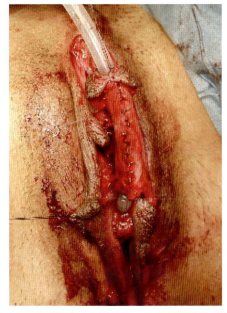

図 2. 矩形状皮弁を円筒状にした新尿道形成術

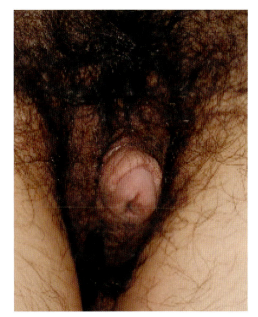

図 3. 陰核陰茎形成術後，閉脚時の外尿道口の状態

　手術は小陰唇内板を脱上皮しておく．長さ 2 cm ほどの腟粘膜弁を反転し，尿道板にギャンビー縫合固定する．これで元の外尿道口周辺のみは腟粘膜で覆われる．粘膜採取部は縫縮する．陰核から陰核包皮を剝離し，陰核提靭帯を切離する．陰核亀頭と陰核海綿体を恥骨結節に固定する．この時，反転した腟弁の上端と陰核までの距離を計測する．その距離に合わせて大陰唇の部分から矩形状に皮弁を切り出し，16 Fr. の尿道カテーテルを巻くように皮弁でチューブを形成する(図 2)．チューブの下端は腟粘膜弁で作成した新尿道とギャンビー縫合し，上端は陰核亀頭下部に固定する．腟粘膜弁，皮弁チューブの上は小陰唇外板と陰核包皮で被覆する．術後尿管理は尿道延長時と同様である．本手術の術後は閉脚しても新外尿道口が前面に露出しているため，立位排尿が可能である(図 3)．

　術後合併症の主たる原因は尿道の主たる部分が皮膚で出来ていることである．脱毛が十分に行えていないと尿道内に発毛し，尿沈渣が付着して結石ができて尿道狭窄や尿閉の原因となる．また毛囊炎から糜爛が生じ，瘢痕治癒部分が輪状に狭窄することもある．尿道狭窄が原因の排尿障害を認めた場合は尿道鏡あるいは尿道造影を行い，狭窄部分を確定する．そして狭窄部分の切除縫合と同時に一時的な外瘻を形成し，尿道内の発毛を認めたら外瘻閉鎖までに脱毛処置を完了しておく．いずれにせよ皮膚面で尿道を形成する場合には，十分な脱毛処置が必須である．

陰茎形成術

　遊離前腕皮弁 1 枚で尿道とシャフトを形成する所謂 tube within a tube style の陰茎形成術が今もグローバルスタンダードである．皮弁の厚みが薄いこと，血行が安定していること，知覚皮弁として挙上し易いことなどがその理由である．しかし，前腕に目立つ瘢痕が残り，手にリンパ浮腫様のむくみや痺れが出るという合併症もあるために，これまで諸家により色々な皮弁や手技を用いた陰茎形成術が報告されてきた[4)~10)]．我々は患者の体型，皮弁への血行動態，患者希望に合わせた手術法を選択している．

1．外陰部処置

　術前に尿道鏡あるいは尿道造影を行って，もし尿道皮膚瘻が認められた場合には瘻孔閉鎖術を先行する．両鼠径部と恥骨結節を跨ぐような変形 W 型皮膚切開を加える．陰核包皮を切開し陰核背神経 2 本を剝離，陰核海綿体は根部で切除する(図

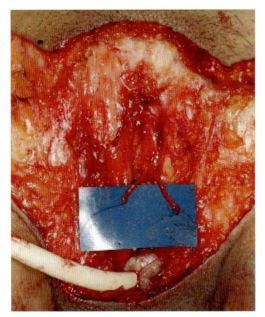 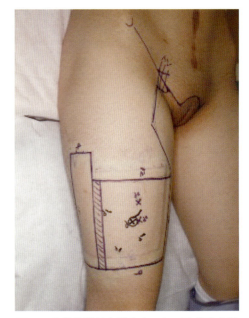

図 4．陰核背神経の剥離と延長尿道の脱上皮化　　　　図 5．有茎前外側大腿皮弁による陰茎形成術の皮膚切開デザイン

4)．前回延長した尿道を脱上皮化し，切開した陰核包皮を縫合する．

2　皮弁選択と陰茎形成
A．有茎前外側大腿皮弁

現在，第 1 選択としているが，CT や超音波検査で皮弁の厚みが 10 mm を超えている場合は他の皮弁も考慮する．それは皮弁を菲薄化する時の知覚神経の損傷を回避したいからである．そして術前の MDCT から有茎で移動できるか確認しておく．また手術までに予定している皮弁部分の皮膚はレーザー脱毛を完了しておく．

皮弁の厚みと予定する陰茎長からデザインしたテンプレートを大腿にトレースする(図 5)．通法通りに前外側大腿皮弁を挙上するが，2 本の外側大腿皮神経を皮弁内に含める．前下行枝を起点まで剥離しておく．挙上した皮弁は穿通枝と神経を損傷しないように注意しながら可及的に除脂する．16 Fr. の尿道カテーテルを巻き込みながら陰茎型に皮弁を縫い合わせ，縫工筋の下を通して恥骨結節部に移動する．陰茎尿道と脱上皮化した延長尿道をギャンビー縫合し，2 本の陰核背神経と外側大腿皮神経をそれぞれ吻合する．W 切開中央部と陰茎の皮膚を縫合する．

B．前腕皮弁

大腿の皮膚の厚みが 10 mm を超える時に適応となるが，術前の MDCT 検査で橈骨動脈と尺骨動脈のループ形成がない時は使用できない．通法通り皮弁を挙上するが，橈側皮神経 2 本を皮弁に含める．16 Fr. 尿道カテーテルを巻き込んで陰茎型を形成する．陰茎型を陰部に移植し，尿道はギャンビー縫合する．橈骨動脈は大腿動脈に端側，あるいは前下行枝と端々吻合し，静脈は橈骨動脈伴走静脈と橈側皮静脈を大伏在静脈の枝と本幹に吻合する．

C．皮弁の組み合わせ

前外側大腿皮弁が使用できない場合で，しかも前腕の大きな傷跡を回避したい希望がある時や前腕皮弁が解剖学的に使用できない場合に適応となる．これまでにもいくつかの皮弁の組み合わせによる陰茎形成法が報告されているが[11)～13)]，小面積の前腕皮弁や鼠径皮弁で尿道を形成し，深下腹壁動脈穿通枝皮弁など他の皮弁でシャフトを形成する．シャフト側の皮弁が知覚皮弁として使用できない場合には陰核を温存して，形成陰茎の基部に移動し性交渉に用いる(図 6)．前腕の瘢痕は患者の希望があれば連続切除で縫縮する．

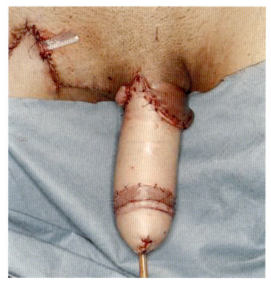

図 6. 前腕皮弁と深下腹壁動脈穿通枝皮弁の組み合わせによる陰茎形成術

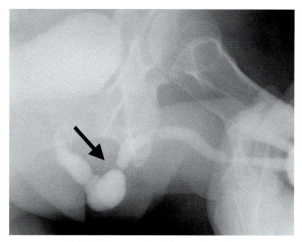

図 7. 尿道狭窄症例の尿道造影．吻合部で輪状の狭窄を認める．

3．合併症

最大の合併症は形成陰茎の全壊死，部分壊死であるが，そのリスク回避法は通常の遊離皮弁移植と同様である．尿道皮膚瘻，尿道狭窄，尿道結石など尿道合併症を約半数の患者に認める．その原因は女性型尿道からほぼ 90°に前部尿路を変更することと，粘膜尿道と皮膚尿道の吻合部分にある（図 7）．尿道皮膚瘻は腟粘膜弁の反転部に多い．そのため尿道延長時の補強が重要である．尿道皮膚瘻に対しては尿道鏡下に瘻孔にガイドワイヤーを挿入し，瘻孔閉鎖術を行う．また尿道狭窄のほとんどが尿道吻合部で発生する．そのため吻合時に Z 形成や三角弁形成を行うことが望ましい．軽度の尿道狭窄に対しては尿道鏡を用いて狭窄部の拡張を行うこともあるが，強度狭窄部に対しては，尿道を切開して狭窄部を切除し，端々を縫合して一時的に外瘻とする．そして二次的に外瘻閉鎖する．

オプション手術

1．陰嚢形成術

現存の大陰唇内にシリコンボールを挿入して陰嚢形成している施設もある．しかしその場合，閉脚時に大陰唇がシリコンボールに圧迫されてしば

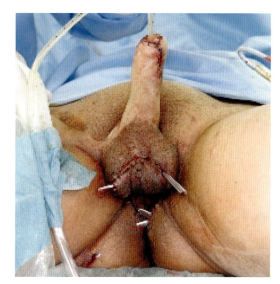

図 8. 大陰唇皮弁による陰嚢形成術

しば大陰唇が炎症を起こし，シリコンボールを抜去しなくてはならない症例を経験している．我々が採用している変形 W 型皮膚切開法では大陰唇が後下方に押し出されるため，あたかもそこに陰嚢があるように見える．しかしそれ以上の陰嚢形成を希望される場合には両側の大陰唇に W 型の切開を加え，両側の大陰唇弁を内側に回転するようにして袋状の陰嚢形成をしている[14]（図 8）．希望によりシリコンボールを挿入する．

2. 性交渉用骨移植

尿道内にカテーテルを挿入して性交渉ができたという患者の話もあったが，形成した陰茎には海綿体がないため腔内挿入は原則無理である．以前は陰茎内に挿入するシリコンロッドが入手できたが現在は入手できない．そのため陰茎の強度補強には骨移植を選択している．第8，9肋骨の比較的平坦な部分を10 cmほど採取し，ボーンベンダーで弯曲を矯正する．陰茎背側にスペースを作成し移植する．移植骨は恥骨結節には特に固定しない．骨移植後6年後の状態をX線にてチェックしたが，骨吸収は軽度であった．

3. 亀頭形成術

環状溝のようなくびれを作成するため，外尿道口より3 cm手前から1 cmの皮膚を外尿道口に向けて剥離して2枚に巻き込んで固定する．陰茎形成時に縫い代用に採取した全層皮膚を移植して終了する．陰茎形成時に皮弁血行に問題がなければ一期的に行ってもよい．

おわりに

GID・FTM患者に対する外陰部形成術の術式と合併症について概説した．現状は子宮卵巣摘出術まで施行すれば，外陰部形成術を受けなくても特例法により戸籍上の性別変更が可能である．したがって，外陰部形成術を希望する患者は本手術を受けることで男性としての性自認を確立し，社会適応をよりよいものにしようと希望している者である．本手術を含め，SRSへの保険適用が認められることになれば，治療費が安いということでタイなどの諸外国でSRSを受ける必要がなくなり，帰国後合併症に悩むジェンダー難民の問題も解消していくものと考える．ただし，SRSを行っている施設も医者も不足しているため，SRSを行っている大学病院や基幹病院が中心となって若手医師の育成を行えるトレーニングシステムを構築することが急務である．

参考文献

1) 松本洋輔ほか：性同一性障害に関する診断と治療のガイドライン（第4版）．精神経誌．**114**(11)：1250-1266，2012．
   Summary GID治療に関わる医師は必読の論文．
2) Hage, J. J.：Metaidoioplasty：an alternative phalloplasty technique in transsexuals. Plast Reconstr Surg. **97**：161-167, 1996.
3) Cohanzad, S., et al.：Extensive metoidioplasty as a technique capable of creating a compatible analogue to a natural penis in female transsexuals. Aesthetic Plast Surg. **40**：130-138, 2016.
   Summary ミニペニスを組織拡張器で延長するユニークなデバイスを開発した．
4) Koshima, I., et al.：One stage reconstruction of the penis using an innervated radial forearm osteocutaneous flap. J Reconstr Microsurg. **99**：19-24, 1986.
   Summary 橈骨付き前腕知覚皮弁を用いた画期的な陰茎再建術を紹介している．
5) 難波祐三郎ほか：性同一性障害に対する陰茎再建術の経験．形成外科．**52**：1343-1350，2009．
6) 難波祐三郎：有茎前外側大腿皮弁を用いた陰茎再建．エキスパート形成再建外科手術．364-377，中山書店，2010．
7) 難波祐三郎：性同一性障害に対するSex Reassignment Surgery（SRS）3）Female-to-Male Transsexuals（FTMTS）OGS Now No. 7. 180-193，メジカルビュー社，2011．
8) Hasegawa, K., et al.：Phalloplasty with an innervated island pedicled anterolateral thigh flap in a female-to-male transsexual. Acta Medica Okayama. **68**：183-190, 2014.
9) Lee, H. B., et al.：Long anterior urethral reconstruction using ulnar forearm free flap. Plast Reconstr Surg. **108**：2053-2056, 2008.
10) Camp, S., et al.：The prefabricated gracilis muscle flap with full-thickness skin graft and delay for urethral channel reconstruction. Ann Plast Surg. **67**：59-61, 2011.
11) 難波祐三郎ほか：陰茎再建．形成外科ADVANCEシリーズ 殿部・会陰部の再建と褥瘡の治療：最近の進歩 改訂第2版．80-87，克誠堂出版，2009．
    Summary 各種皮弁の組み合わせによる陰茎形成術を紹介している．

12) Koshima, I., et al. : Penile reconstruction with bilateral superficial circumflex iliac artery perforator flaps. J Reconstr Microsurg. **22** : 137-142, 2006.

13) van der Sluis, W. B., et al. : Double flap phalloplasty and outcome of pedicled anterolateral thigh flap phalloplasty combined radial forearm flap urethral reconstruction. Microsurgery. **37** (8) : 917-923, 2017.

14) Selvaggi, G., et al. : Scrotal reconstruction in female-to-male transsexuals. Plast Reconst Surg. **123** : 1710-1718, 2009.
Summary 大陰唇皮弁を用いた陰嚢形成術を紹介，良好な形状を獲得している.

好評書籍

超アトラス眼瞼手術
―眼科・形成外科の考えるポイント―

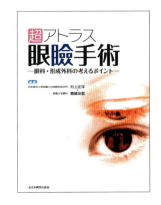

編集　日本医科大学武蔵小杉病院形成外科　村上正洋
　　　群馬大学眼科　鹿嶋友敬

B5判／オールカラー／258頁／定価（本体価格9,800円＋税）
2014年10月発行

形成外科と眼科のコラボレーションを目指す，意欲的なアトラスが登場！眼瞼手術の基本・準備から，部位別・疾患別の術式までを盛り込んだ充実の内容．計786枚の図を用いたビジュアルな解説で，実際の手技がイメージしやすく，眼形成の初学者にも熟練者にも，必ず役立つ1冊です．

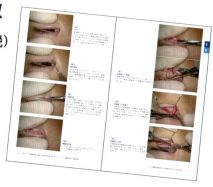

目次

Ⅰ　手術前の［基本］［準備］編―すべては患者満足のために―
　A　まずは知っておくべき「眼」の基本
　　　―眼科医の視点から―
　B　おさえておきたい眼瞼手術の基本・準備のポイント
　　　―形成外科医の視点から―
　C　高齢者の眼瞼手術における整容的ポイント
　　　―患者満足度を上げるために―
　D　眼瞼手術に必要な解剖
　E　眼瞼形成外科手術に必要な神経生理

Ⅱ　眼瞼手術の［実践］編
　A　上眼瞼の睫毛内反
　　　上眼瞼の睫毛内反とは
　　　埋没縫合法
　　　切開法（Hotz変法）
　B　下眼瞼の睫毛内反
　　　下眼瞼の睫毛内反とは
　　　若年者における埋没法
　　　若年者における Hotz 変法
　　　退行性睫毛内反に対する Hotz 変法（anterior lamellar repositioning）
　　　Lid margin split 法
　　　牽引筋腱膜の切離を加えた Hotz 変法
　　　内眥形成
　C　下眼瞼内反
　　　下眼瞼内反とは
　　　牽引筋腱膜縫着術（Jones 変法）
　　　眼輪筋短縮術（Wheeler-Hisatomi 法）
　　　Lower eyelid retractors' advancement（LER advancement）
　　　牽引腱膜縫着術と眼輪筋短縮術を併用した下眼瞼内反手術

　D　睫毛乱生・睫毛重生
　　　睫毛乱生・睫毛重生とは
　　　電気分解法
　　　毛根除去法
　　　Anterior lamellar resection（眼瞼前葉切除）
　E　上眼瞼下垂
　　　上眼瞼下垂とは
　　　Aponeurosis を利用した眼瞼下垂手術
　　　Muller tuck 法（原法）
　　　CO_2 レーザーを使用した眼瞼下垂手術（extended Muller tuck 宮田法）
　　　Aponeurosis とミュラー筋（挙筋腱群）を利用した眼瞼下垂手術
　　　眼窩隔膜を利用した眼瞼下垂手術（松尾法）
　　　若年者に対する人工素材による吊り上げ術
　　　退行性変化に対する筋膜による吊り上げ術
　　　Aponeurosis の前転とミュラー筋タッキングを併用した眼瞼下垂手術
　F　皮膚弛緩
　　　上眼瞼皮膚弛緩とは
　　　重瞼部切除（眼科的立場から）
　　　重瞼部切除（形成外科的立場から）
　　　眉毛下皮膚切除術
　G　眼瞼外反
　　　下眼瞼外反とは
　　　Lateral tarsal strip
　　　Kuhnt-Szymanowski Smith 変法
　　　Lazy T & Transcanthal Canthopexy
コラム
　眼科医と形成外科医のキャッチボール

全日本病院出版会　〒113-0033　東京都文京区本郷3-16-4　Tel:03-5689-5989
http://www.zenniti.com　Fax:03-5689-8030

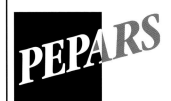

◆特集／外陰部の形成外科
性同一性障害における外陰部形成術
2）MTF性同一性障害者に対する性別適合手術

百澤　明*

Key Words：性同一性障害(gender identity disorder)，male to female sex reassignment surgery；MTFSRS，性別適合手術(sex reassignment surgery)

Abstract　性同一性障害(gender identity disorder；以下，GID)とは身体の性(sex)と心の性(gender)が一致しない状態を指す．治療には，精神療法や身体的治療(ホルモン療法，手術療法)などが行われる．MTF(Male to Female)患者に対する手術療法としては，性別適合手術(陰茎・精巣切除，外陰部形成術，造腟術を指す)，顔面整容的女性化手術(顔面骨切り術など)，躯幹整容的女性化手術(豊胸術など)，喉頭隆起形成術，音声手術などが挙げられる．本稿では，MTF患者における性別適合手術について，その手術方法の実際に重点を置き，詳しく述べた．出血，直腸損傷，尿道損傷など，合併症のリスクを伴う手術治療であるため，十分な設備と医療スタッフを備えた医療機関で行われることが望ましい．

はじめに

　性同一性障害(gender identity disorder；以下，GID)とは身体の性(sex)と心の性(gender)が一致しない状態を指す．治療には，精神療法や身体的治療(ホルモン療法，手術療法)などが行われる．手術療法は，外科的手術によって身体を心の性に合わせようとする治療である．FTM(Female to Male)患者に対するものとして，乳房切除術，性別適合手術(子宮・卵巣摘出術，ミニペニス形成術，陰茎形成術などを指す)などが挙げられる．また，MTF(Male to Female)患者に対するものとして，性別適合手術(陰茎・精巣切除，外陰部形成術，造腟術を指す)，顔面整容的女性化手術(顔面骨切り術など)，躯幹整容的女性化手術(豊胸術など)，喉頭隆起形成術，音声手術などが挙げられる．本稿では，MTF患者における性別適合手術(SRS；Sex Reassignment Surgery)について述べる．

手術適応

　本手術は生殖機能を廃絶する不可逆的な手術であるため，診断が誤っているというようなことがあってはならない．そのため，個々の症例ごとに，日本精神神経学会が策定した「性同一性障害に関する診断と治療のガイドライン」[1]に準拠した性別適合手術適応判定会議において診断と本手術の適応についての十分な検討が行われ，本手術の実施が承認されていることが必須条件である[2)3)]．これにより，理由なく生殖機能を廃絶することを禁じた母体保護法28条への抵触は回避されると考えられている．

手術の準備

1．手術機械

　通常使用する形成外科手術セットに加えて，準備する必要のある機械類について述べる．光源付き筋鈎セットは，造腟腔の剥離を行う際に便利である．なければ，ヘッドライトでもよい．

2．体位，ドレーピング

　手術は砕石位で行う．5〜10°程度の軽い頭低位

---

* Akira MOMOSAWA，〒409-3898　中央市下河東1110　山梨大学医学部附属病院形成外科，准教授

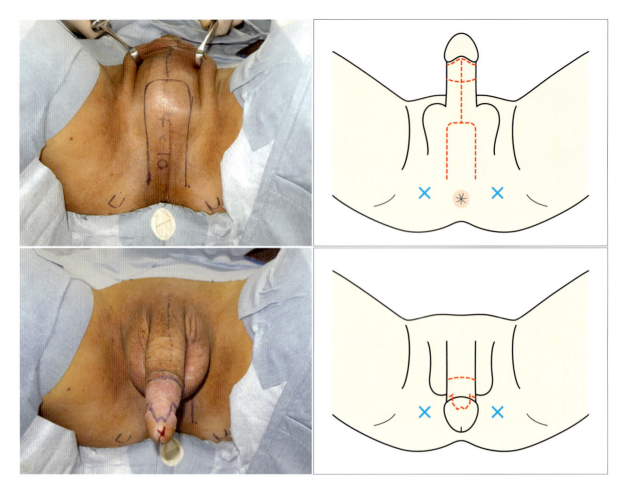

図 1. デザイン
a：会陰部側のデザイン　　b：会陰部側デザインのシェーマ
c：陰茎背面側のデザイン　d：陰茎背面側のシェーマ
Neoclitoris弁（陰茎背血管神経束を茎とした亀頭弁）に幅3cm程度の皮膚を付着させる（×印は坐骨結節）.

とし，ドレープは，泌尿器科の肛門確認用サックのついたTUR（経尿道的切除術）用のものを使用すると便利である．

手術の実際

1．デザイン

　左右両側の坐骨結節を結んだ水平線上よりやや前方に基部をとり，10×4cmほどの大きさの造腟の内腔面の一部となる会陰陰嚢皮弁を作図する．陰茎部は，陰茎皮弁として挙上しこれも造腟の内腔面となるが，陰茎亀頭の一部に陰核を形成する目的で陰茎背神経血管束を茎としたNeoclitoris弁を作成する．この際，陰核包皮とするために冠状溝から3cm程度の陰茎包皮をこの亀頭弁に付着させる（図1）．

2．会陰陰嚢皮弁の挙上

　エピネフリン入りの生理食塩液あるいは，局所麻酔薬を皮下注射した後，造腟の内腔面となる会陰陰嚢皮弁の挙上から開始する．陰嚢肉様膜を切開し球海綿体筋直上で，できる限り内陰部動脈の後陰嚢枝を含めるように皮弁を挙上する．皮弁の正中部では球海綿体筋の基部，会陰腱中心まで，側方では左右の陰茎海綿体脚部を露出しておく（図2-a）．

3．陰茎皮弁の挙上

　陰嚢から亀頭に至る正中部分と陰茎の周囲部分を切開し，Buck筋膜上で陰茎の皮膚弁を挙上する．陰茎背側には陰茎背神経血管束がBuck筋膜

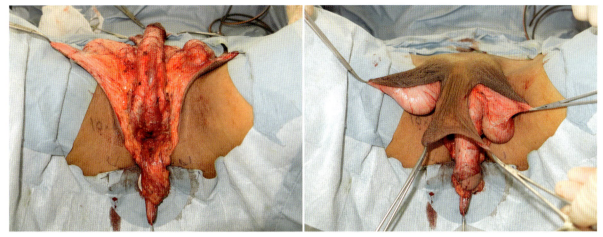

a．陰茎海綿体脚部を露出しておく．　　　　　　　　　b．陰茎皮弁の挙上終了時

図 2．会陰陰嚢皮弁，陰茎皮弁の挙上

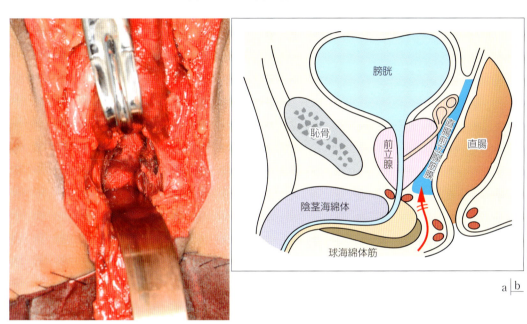

図 3．造腟腔の剝離
a：造腟腔の剝離終了時
b：直腸前立腺筋膜(denonvilliers fascia)を目指して剝離する(矢印)．

直上に存在するため，これを損傷しないように注意しつつ，疎性結合組織をなるべく陰茎皮弁に含めるように剝離する(図 2-b)．陰茎基部で深陰茎背静脈と浅陰茎背静脈の分岐部分で剝離を終了する．

4．バルーンカテーテルの挿入

ここで，尿道バルーンカテーテルを挿入する．しかし，これは造腟腔の剝離の際に尿道を触知しやすくするためのもので，採尿バッグにはつなが

ずに，ペアン鉗子などでクランプしておく．

5．造腟腔の剝離

会陰腱中心を切開，直腸尿道筋を切離し，直腸と尿道の間に造腟のための腔を作成する．直腸前立腺筋膜(denonvilliers fascia)の層に入れば，その先は容易に鈍的剝離が可能である．左右の肛門挙筋を切離して，指 3 本が挿入可能な程度まで剝離を広げる(図 3)．

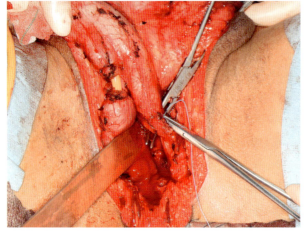

図 4.
Neoclitoris 弁挙上の準備
尿道海綿体を結紮して切断した後，両側の陰茎海綿体脚部を刺通結紮する．

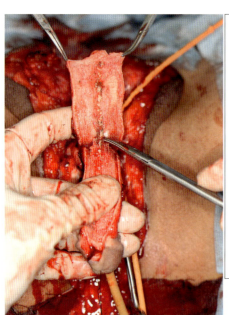
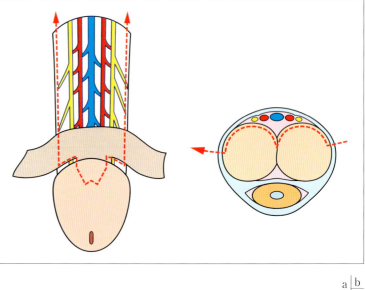

図 5. Neoclitoris 弁の挙上
陰茎背神経血管束を含めるように，Buck 筋膜下で剝離挙上する．

6．除　睾

精巣の直上を切開し精巣を露出した後，精索を外鼠径輪付近まで剝離し，精管と精巣動静脈をそれぞれ二重結紮する．

7．Neoclitoris 弁挙上の準備

球海綿体筋を切除した後，尿道海綿体を陰茎海綿体より剝離し，外尿道口となる部位から末梢へ 2〜3 cm 程度の部位で，尿道海綿体を結紮切離する．この時点では尿道カテーテルごと結紮することになる．尿道カテーテルは閉塞させない程度に結紮する．

次に，陰茎海綿体の脚部の結紮に移る．左右の陰茎海綿体脚部を 2-0 程度の吸収糸で刺通結紮する(図 4)．最後に，この後の Neoclitoris 弁の挙上を容易にするためにネラトンチューブを用いて，陰茎の基部を一時的にクランプする．これで，陰茎は，完全に血流が遮断された状態になる．

8．Neoclitoris 弁の挙上

陰核となる Neoclitoris 弁を挙上する．陰茎背神経血管束を含めるように Buck 筋膜下で剝離する．ネラトンチューブぎりぎりまで剝離したら，最後はクランプを解除し剝離する．陰茎背血管を損傷しないように注意する(図 5)．これで，陰茎が切除される．

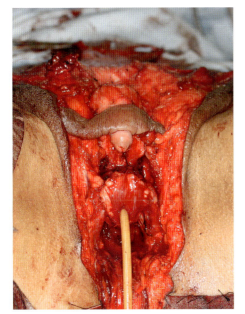

図 6. 尿道形成と Clitoroplasty
尿道海綿体をラッパ状に広げて，断端を吻合した陰茎海綿体脚部に縫合した後，陰茎背神経血管束を茎とした陰茎亀頭弁（Neoclitoris 弁）を用いて陰核を作成する．

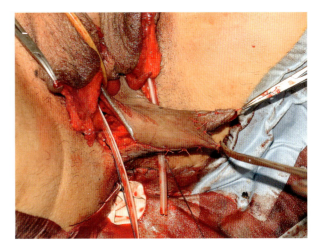

図 7. 造腟の内腔面の作成
陰茎皮弁と会陰陰嚢皮弁を袋状に縫合して造腟腔の内腔面を作成する．

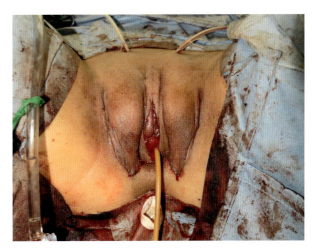

図 8. 手術終了時

9．陰茎海綿体脚部断端の縫合

左右の陰茎海綿体の脚部断端同士を全周性に 5～6 針ほどの単純結節で端々縫合する．これにより，陰茎の幻肢痛にあたる phantom erectile penis が予防されると考えている．

10．外尿道口の形成

尿道海綿体の基部をネラトンチューブでクランプしてから，腹側（6 時の位置）を縦に切開する．これをラッパ状に開き，上半分強（8 時から 4 時）の位置では端々縫合した陰茎海綿体の脚部に，その他の部位では下床に縫合する．この際に，尿道海綿体の断端を止血するように密に縫合する（図 6）．

11．陰核形成（Clitoroplasty）

亀頭弁を縫合して，陰核様に加工したのち，恥骨上やや頭側に固定する（図 6）．陰茎皮弁を尾側に強く牽引して，尿道および陰核の部位をマーキングしたのち，皮弁に縦切開を加え，尿道バルーンカテーテルを通す．

12．吸引ドレーンの留置

直径 5 mm 程度の吸引ドレーンを左右から計 2 本留置する．ドレーン先は，造腟腔まで挿入する．

13．造腟の内腔面の作成

造腟腔の最深部 3 時と 9 時の位置に皮弁を引き込み固定するための糸をかける．2-0 の強々弯の吸収糸を使用している．陰茎皮弁と会陰陰嚢弁を袋状に縫合する（図 7）．この際，陰茎皮弁に十分な大きさがある場合には，皮弁のみを用いて袋を作成するが，十分な大きさがない場合には，次の工程で行う皮膚のトリミングを先に行い，これを用いて植皮を追加する．袋状にした皮弁を剝離ポケットに挿入する．あらかじめかけておいた吸収

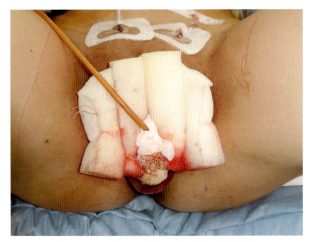 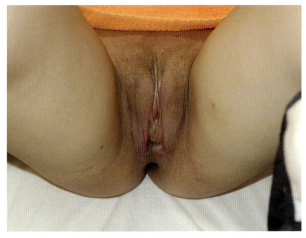

図 9. レストンスポンジによる圧迫処置
レストンスポンジを縫合糸で縫い付けて固定する.

図 10. 術後所見
自然な形態が得られている.

糸を用いて引き込み固定する.

14. 縫合閉鎖

皮膚のトリミングを行い，皮膚の縫合閉鎖に入る．尿道周囲，Neoclitoris 周囲，小陰唇，大陰唇を形成する(図 8).

15. 圧迫固定処置とドレッシング

レストンスポンジで作成したプロテーゼを腟内に挿入し，レストンスポンジを用いて圧迫固定縫合を行う(図 9). ガーゼを貼付し，伸縮テープで圧迫固定する.

考　察

外陰形態を女性型にする外陰形成，陰茎切断，精巣切除は細部は違えど，大枠は術者や医療機関による大きな違いはないが，造腟の内腔面の作成は，術式に大きな違いがある．皮弁法[4)5)]，植皮法[6)]，腸管法[7)8)]などが挙げられる．皮弁法は，最も一般的な方法である．陰囊部皮膚，陰茎海綿体を除去した陰茎の皮膚，あるいは会陰部皮膚などを皮弁として挙上し，これを袋状に加工して，造腟の内腔面とする．植皮法に比べると造腟腔の狭窄を起こしにくいという利点があるが，一方で，陰茎部の皮膚を用いる術式の場合には，陰茎が小さな症例において皮弁の大きさが足りず十分な径と深さの造腟腔を作成しにくくなることや，術前に脱毛が必要なことがあるなどの欠点がある．植皮法は，遊離植皮を用いる方法である．陰茎・精巣切除，

陰核・外陰部形成を行った際に生じる陰囊や陰茎の皮膚を除脂肪し植皮に用いることが多い．この方法は，術前に脱毛を施す必要がないことが利点であるが，遊離植皮であるために拘縮して造腟腔の狭窄を生じやすい．狭窄予防のために，長期にわたり用具を用いた腟拡張(ダイレーション)を行う必要がある．大腸法は，主にS状結腸を有茎で造腟に用いる方法である．粘液分泌があるため，腟性交に有利であるとされ，近年，若い症例で第一選択になりつつあるが，腹腔内操作が必要であり，長時間かかる大がかりな手術である．我々の施設では，患者の費用負担を考慮し今のところ皮弁法を採用している．

造腟腔の剝離操作が最も注意を要する手技である．直腸損傷，尿道損傷，大量出血など本術式において起こり得る重篤な合併症の多くは，この行程で生じる．本手術は侵襲の大きな大量出血をきたすリスクのある手術である．十分な設備とスタッフの揃った医療機関にて入院管理下で施行すべきと思われる．

最後に

2018 年 4 月より公的健康保険の適用が開始される予定である(2018 年 3 月執筆時点). 厚労省より，本手術を健康保険適用で行うことのできる医師と施設の基準が示された．医師の要件として，GID 学会の認定医を取得することが求められ，そ

の取得のためにはGID医療に関する診療実績が必要である．これを機会に本邦におけるGID医療が普及して受け入れ先が増えていくことを願っている．

参考文献

1) 松本洋輔ほか：性同一性障害に関する診断と治療のガイドライン（第4版）．日精会誌．**114**：1250-1266，2012．
2) 難波祐三郎，木股敬裕：性同一性障害に対する包括的治療．形成外科．**53**：201-205，2010．
3) 山内俊雄：我が国における"性転換医療"への道．山内俊雄編著．性同一性障害の基礎と臨床．pp9-20，新興医学出版社，2004．
4) 難波祐三郎ほか：性同一性障害に対する造腟術の経験．形成外科．**51**：1197-1204，2008．
5) Wangjiraniran, B., et al.：Male-to-female vaginoplasty：Preecha's surgical technique. J Plast Surg Hand Surg. **49**：153-159, 2015.
6) Fogh-Anderson, P.：Transsexulism：An attempt at surgical management. Scand J Plast Reconstr Surg. **3**：61, 1969.
7) Hensle, T. W., et al.：Sexual function following bowel vaginoplasty. J Urol. **175**：2283-2286, 2006.
8) Kim, S. K., et al.：Laparoscopic rectosigmoid flap vaginoplasty. J Plast Surg Hand Surg. **45**：226-231, 2011.

ピン・ボード

第6回日本眼形成再建外科学会 学術集会

会　期：2018年6月2日(土)〜3日(日)
会　長：野田実香(慶應義塾大学医学部眼科学教室)
会　場：慶應義塾日吉キャンパス協生館
　　　　藤原洋記念ホール
　　　　〒223-8526 横浜市港北区日吉4-1-1
　　　　TEL：045-564-2500
演題募集：
　　申し込み期間：2018年2月12日(月)〜2018年3月28
　　日(水)
　　学会ホームページ掲載の募集要項をご確認のうえ，
　　メールにてお申し込みください.
会　費：
　　会員の医師・企業社員　　：(事前)8,000円
　　　　　　　　　　　　　　　(当日)10,000円
　　非会員の医師・企業社員　：(事前)10,000円
　　　　　　　　　　　　　　　(当日)12,000円
　　医療機関の非医師職員ならびに後期研修医
　　　　　　　　　　　　　　：(事前)4,000円
　　　　　　　　　　　　　　　(当日)5,000円
　　学生，前期研修医：無料
　　　　懇親会費：7,000円
事前参加登録締切：2018年5月18日(金)
　　尚，事前参加登録はオンラインでのクレジットカード
　　決済のみとなります.
　　事前登録は学会ホームページよりお願いいたします.
　　(https://www.jsoprs.jp/)

シンポジウム：
　①「先天外眼部疾患への異なるアプローチ—それぞれ
　　のコツと問題点—」
　②「通水可能な流涙へのアプローチ (仮題)」
　③「開業医における日帰り局麻外眼部手術」
特別講演：
　演者：前川二郎(横浜市立大学医学部形成外科学教室
　　　　教授)

当日はクールビズを奨励しておりますので，ノーネクタ
イでご来場ください.

事務局
　　第6回日本眼形成再建外科学会学術集会事務局
　　株式会社メディプロデュース内
　　TEL：03-5775-6070　FAX：03-5775-2076
　　E-Mail：jsoprs6@mediproduce.com

日本頭頸部癌学会主催 第9回教育セミナー

日　時：2018年6月13日(水)　12：30〜17：30(予定)
会　場：新宿NSビル　スカイカンファレンス30階西
　　　　ホールA＋B
　　　　〒163-0813　東京都新宿区西新宿2丁目4番1
　　　　号
　　　　TEL：03-3342-3755
　　　　URL：http://www.shinjuku-ns.co.jp/
　　　　(第42回日本頭頸部癌学会会場からは徒歩で5
　　　　分ほどの別会場となります。)
内　容：テーマ1. 頭頸部癌総論，2. 上顎，3. 下咽頭
受講料：5,000円
　　　　「第9回教育セミナー」と明記の上，下記口座に
　　　　お振り込みください。
　　　　郵便振替口座　00190-2-420734　一般社団法
　　　　人日本頭頸部癌学会
申込方法：原則当日受付は行いません。席に余裕がある
　　　　場合には受講のみは可能としますが，いかなる
　　　　理由であっても当日受付での受講修了証の発行
　　　　は致しませんのでご注意ください。
　　　　応募方法の詳細はホームページをご覧くださ
　　　　い。
※なおホームページからの事前登録はいたしません。
申込締切：2018年　年6月1日(金)(必着)先着順に受付
　　　　いたします。
参加資格：特に規定はありません(ただし，一般の方は
　　　　対象としておりません)。医師以外のメディ
　　　　カルスタッフの方も歓迎いたします。医学生，初
　　　　期研修医，医師以外のメディカルスタッフの方
　　　　は，参加費は無料ですがその場合，指導教授(医)
　　　　または本学会員の証明が必要です。本学会HP
　　　　内の案内に書式を掲載する予定です。
定　員：400名
問い合わせ：
　　　　〒135-0033　東京都江東区深川2-4-11
　　　　一ツ橋印刷(株)学会事務センター内，日本頭
　　　　頸部癌学会セミナー担当宛
　　　　TEL：03-5620-1953　FAX：03-5620-1960

ピン・ボード

第33回日本眼窩疾患シンポジウム

会　期：2018年9月8日（土）
会　場：上野精養軒
　　　　〒110-8715 東京都台東区上野公園4-58
　　　　TEL：03-3821-2181（代）
会　長：村上　正洋（日本医科大学武蔵小杉病院眼科 眼形成外科）
テーマ：特技からの脱却―教育と標準化
特別公演：「眼窩眼瞼疾患のシミュレーション外科」
　　　　香川大学医学部形成外科学講座　教授
　　　　　　　　　　　　　　　　永竿智久先生
　　　　日本医科大学千葉北総病院形成外科　教授
　　　　　　　　　　　　　　　　秋元正宇先生
演題募集：2018年3月1日（木）～5月1日（火）
事前登録：2018年3月1日（木）～7月31日（火）
会　費：事前登録：7000円
　　　　当日登録：8000円
　　　　懇親会：5000円
連絡先：
　　　　〒211-8533　川崎市中原区小杉町1-396
　　　　日本医科大学武蔵小杉病院眼科 眼形成外科
　　　　担当：村上・高村（学会秘書）
　　　　TEL：044-733-5181（内線3190）
　　　　E-mail：jsod2018@nms.ac.jp
　　　　HP：http://jsod2018.com/

第36回日本頭蓋顎顔面外科学会学術集会

テーマ：形態　機能　そして　美
会　期：2018年10月11日（木）・12日（金）
会　長：山本　有平（北海道大学形成外科教授）
Ｈ　Ｐ：jscmfs2018.jp
会　場：京王プラザホテル札幌
　　　　〒060-0005　札幌市中央区北5条西7丁目2-1
　　　　TEL：011-271-0111　FAX：011-271-1488
プログラム：
　　　　・理事長・会長講演
　　　　・特別講演
　　　　・教育講演
　　　　・教育パネルディスカッション
　　　　・一般演題
　　　　　　　　　　　　　　　他（予定）
演題登録受付：2018年3月30日（金）～5月15日（火）
　　　　※詳細はHPをご覧ください．
事務局：
　　　　北海道大学医学部形成外科
　　　　〒060-8638　札幌市北区北15条西7丁目
　　　　TEL：011-706-6978　FAX：011-706-7827
　　　　E-mail：jscmfs2018@prs-hokudai.jp

FAX による注文・住所変更届け

改定：2015 年 1 月

　毎度ご購読いただきましてありがとうございます．

　読者の皆様方に小社の本をより確実にお届けさせていただくために，FAX でのご注文・住所変更届けを受けつけております．この機会に是非ご利用ください．

◎ご利用方法

　FAX 専用注文書・住所変更届けは，そのまま切り離して FAX 用紙としてご利用ください．また，注文の場合手続き終了後，ご購入商品と郵便振替用紙を同封してお送りいたします．**代金が 5,000 円をこえる場合，代金引換便とさせて頂きます．**その他，申し込み・変更届けの方法は電話，郵便はがきも同様です．

◎代金引換について

　本の代金が 5,000 円をこえる場合，代金引換とさせて頂きます．配達員が商品をお届けした際に，現金またはクレジットカード・デビットカードにて代金を配達員にお支払い下さい(本の代金＋消費税＋送料)．(※年間定期購読と同時に 5,000 円をこえるご注文を頂いた場合は代金引換とはなりません．郵便振替用紙を同封して発送いたします．代金後払いという形になります．送料は定期購読を含むご注文の場合は頂きません)

◎年間定期購読のお申し込みについて

　年間定期購読は，1 年分を前金で頂いておりますため，代金引換とはなりません．郵便振替用紙を本と同封または別送いたします．送料無料，また何月号からでもお申込み頂けます．

　毎年末，次年度定期購読のご案内をお送りいたしますので，定期購読更新のお手間が非常に少なく済みます．

◎住所変更届けについて

　年間購読をお申し込みされております方は，その期間中お届け先が変更します際，必ずご連絡下さいますようよろしくお願い致します．

◎取消，変更について

　取消，変更につきましては，お早めに FAX，お電話でお知らせ下さい．

　返品は，原則として受けつけておりませんが，返品の場合の郵送料はお客様負担とさせていただきます．その際は必ず小社へご連絡ください．

◎ご送本について

　ご送本につきましては，ご注文がありましてから約 1 週間前後とみていただきたいと思います．お急ぎの方は，ご注文の際にその旨をご記入ください．至急送らせていただきます．2～3 日でお手元に届くように手配いたします．

◎個人情報の利用目的

　お客様から収集させていただいた個人情報，ご注文情報は本サービスを提供する目的(本の発送，ご注文内容の確認，問い合わせに対しての回答等)以外には利用することはございません．

　その他，ご不明な点は小社までご連絡ください．

株式会社 全日本病院出版会　〒 113-0033 東京都文京区本郷 3-16-4-7F
電話 03(5689)5989　FAX03(5689)8030　郵便振替口座 00160-9-58753

FAX 専用注文書
形成・皮膚 1805

年　　月　　日

○印	PEPARS	定価(税込)	冊数
	2018年1月～12月定期購読(No. 133～144；年間12冊)(送料弊社負担)	41,256円	
	PEPARS No. 135　ベーシック＆アドバンス 皮弁テクニック 増大号 新刊	5,616円	
	PEPARS No. 123　実践！よくわかる縫合の基本講座 増大号	5,616円	
	バックナンバー(号数と冊数をご記入ください) No.		

○印	Monthly Book Derma.	定価(税込)	冊数
	2018年1月～12月定期購読(No. 265～277；年間13冊)(送料弊社負担)	40,932円	
	MB Derma. No. 268　これが皮膚科診療スペシャリストの目線！診断・検査マニュアル 増刊号 新刊	6,048円	
	MB Derma. No. 262　再考！美容皮膚診療 増大号	5,184円	
	バックナンバー(号数と冊数をご記入ください) No.		

○印	瘢痕・ケロイド治療ジャーナル
	バックナンバー(号数と冊数をご記入ください) No.

○印	書籍	定価(税込)	冊数
	イラストからすぐに選ぶ 漢方エキス製剤処方ガイド 新刊	5,940円	
	実践アトラス 美容外科注入治療 改訂第2版 新刊	9,720円	
	伊藤病院ではこう診る！甲状腺疾患超音波アトラス 新刊	5,184円	
	化粧医学―リハビリメイクの心理と実践― 新刊	4,860円	
	ここからスタート！眼形成手術の基本手技 新刊	8,100円	
	Non-Surgical 美容医療超実践講座	15,120円	
	ここからスタート！睡眠医療を知る―睡眠認定医の考え方―	4,860円	
	Mobile Bearing の実際―40年目を迎えるLCSを通して―	4,860円	
	髄内釘による骨接合術―全テクニック公開, 初心者からエキスパートまで―	10,800円	
	カラーアトラス 爪の診療実践ガイド	7,776円	
	そこが知りたい 達人が伝授する日常皮膚診療の極意と裏ワザ	12,960円	
	創傷治癒コンセンサスドキュメント―手術手技から周術期管理まで―	4,320円	

○	書　名	定価	冊数	○	書　名	定価	冊数
	複合性局所疼痛症候群(CRPS)をもっと知ろう	4,860円			カラーアトラス 乳房外Paget病―その素顔―	9,720円	
	スキルアップ！ニキビ治療実践マニュアル	5,616円			超アトラス眼瞼手術	10,584円	
	見落とさない！見間違えない！この皮膚病変	6,480円			イチからはじめる 美容医療機器の理論と実践	6,480円	
	図説 実践手の外科治療	8,640円			アトラスきずのきれいな治し方 改訂第二版	5,400円	
	使える皮弁術　上巻	12,960円			使える皮弁術　下巻	12,960円	
	匠に学ぶ皮膚科外用療法	7,020円			腋臭症・多汗症治療実践マニュアル	5,832円	
	多血小板血漿(PRP)療法入門	4,860円			目で見る口唇裂手術	4,860円	

お名前	フリガナ ㊞	診療科
ご送付先	〒　　－ □自宅　　□お勤め先	
電話番号		□自宅 □お勤め先

バックナンバー・書籍合計
5,000円以上のご注文
は代金引換発送になります

―お問い合わせ先―
㈱全日本病院出版会営業部
電話 03(5689)5989

FAX 03(5689)8030

全日本病院出版会行

FAX 03-5689-8030

年　月　日

住 所 変 更 届 け

お 名 前	フリガナ
お客様番号	（8ケタ）　毎回お送りしています封筒のお名前の右上に印字されております8ケタの番号をご記入下さい。
新お届け先	〒　　　　　都道府県
新電話番号	（　　　　）
変更日付	年　月　日より　　　月号より
旧お届け先	〒

※ 年間購読を注文されております雑誌・書籍名に✓を付けて下さい。

- ☐ Monthly Book Orthopaedics （月刊誌）
- ☐ Monthly Book Derma. （月刊誌）
- ☐ 整形外科最小侵襲手術ジャーナル （季刊誌）
- ☐ Monthly Book Medical Rehabilitation （月刊誌）
- ☐ Monthly Book ENTONI （月刊誌）
- ☐ PEPARS （月刊誌）
- ☐ Monthly Book OCULISTA （月刊誌）

FAX 03-5689-8030

全日本病院出版会行

外科系医師・看護師,必読の1冊!

創傷治癒
コンセンサスドキュメント
―手術手技から周術期管理まで―

編集 日本創傷治癒学会 ガイドライン委員会

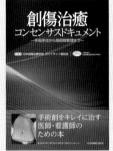

2016年4月発行 2色刷り 236頁 定価4,000円+税

手術創をキレイに治すための"99のステートメント"について,創傷治癒コンセンサスドキュメント作成ワーキンググループにアンケートを実施しました.
その詳細な結果とともに,ステートメントにどの程度エビデンスがあるか,どの程度推奨できるか,手術創をキレイに治すスペシャリストが解説!
ガイドラインを凌駕する手引書です!

手術創をキレイに治す医師と看護師のための本!

● ステートメント ●(一部抜粋)

ステートメント 1	欧米のガイドラインは必ずしも日本にはあてはまらない
ステートメント 6	術前は剃毛ではなく除毛がよい
ステートメント 14	術前の禁煙は,術後の創傷治癒遅延のリスクを減少する
ステートメント 19	頭部手術では,術前洗髪をすれば剃毛は必要ない
ステートメント 34	動脈閉塞のある人の下肢の壊死組織は,感染がなければ切除しない方がよい
ステートメント 35	歯牙による口唇貫通創は縫合閉鎖せず開放のまま治療する
ステートメント 36	腹腔内の結紮には吸収糸を用いる方がよい
ステートメント 38	食道再建における縫合不全の最大の原因は,血流障害である
ステートメント 39	消化管手術後のドレーン留置は感染のリスクを高める
ステートメント 43	閉創(表層縫合以外)には吸収糸を用いる方がよい
ステートメント 51	筋層縫合では,筋膜レイヤーを縫合する
ステートメント 61	術当日の抗菌薬投与は3時間毎が推奨されている
ステートメント 64	浸出液が出ていないことが確認できれば,ガーゼ(ドレッシング)交換は不要である
ステートメント 66	ドレーン刺入部の皮膚消毒は不要である
ステートメント 69	体腔内に閉鎖式ドレーンを挿入中であってもシャワー浴は可能である
ステートメント 73	清潔創・汚染創・感染創を問わず,創傷は消毒しない方がよい
ステートメント 86	術後第3病日以降の被覆材は不要である
ステートメント 87	縫合糸膿瘍は,縫合糸を除去すべきである
ステートメント 97	術直前のグロブリン製剤の投与は,創感染の予防効果がある

(株)全日本病院出版会

〒113-0033 東京都文京区本郷 3-16-4
TEL:03-5689-5989　FAX:03-5689-8030
http://www.zenniti.com

PEPARS

2007 年
No. 14 縫合の基本手技 増大号
編集/山本有平

2011 年
No. 51 眼瞼の退行性疾患に対する眼形成外科手術 増大号
編集/村上正洋・矢部比呂夫

2012 年
No. 61 救急で扱う顔面外傷治療マニュアル
編集/久徳茂雄
No. 62 外来で役立つ にきび治療マニュアル
編集/山下理絵
No. 71 血管腫・血管奇形治療マニュアル
編集/佐々木 了

2013 年
No. 75 ここが知りたい！顔面の Rejuvenation
―患者さんからの希望を中心に― 増大号
編集/新橋 武
No. 78 神経修復法―基本知識と実践手技―
編集/柏 克彦
No. 79 褥瘡の治療 実践マニュアル
編集/梶川明義
No. 80 マイクロサージャリーにおける
合併症とその対策
編集/関堂 充
No. 81 フィラーの正しい使い方と合併症への対応
編集/征矢野進一
No. 82 創傷治療マニュアル
編集/松崎恭一
No. 84 乳房再建術 update
編集/酒井成身

2014 年
No. 85 糖尿病性足潰瘍の局所治療の実践
編集/寺師浩人
No. 86 爪―おさえておきたい治療のコツ―
編集/黒川正人
No. 87 眼瞼の美容外科 手術手技アトラス 増大号
編集/野平久仁彦
No. 88 コツがわかる！形成外科の基本手技
―後期臨床研修医・外科系医師のために―
編集/上田晃一
No. 89 口唇裂初回手術
―最近の術式とその中期的結果―
編集/杠 俊介
No. 91 イチから始める手外科基本手技
編集/高見昌司

No. 92 顔面神経麻痺の治療 update
編集/田中一郎
No. 93 皮弁による難治性潰瘍の治療
編集/亀井 譲
No. 95 有茎穿通枝皮弁による四肢の再建
編集/光嶋 勲
No. 96 口蓋裂の初回手術マニュアル
―コツと工夫―
編集/土佐泰祥

2015 年
No. 97 陰圧閉鎖療法の理論と実際
編集/清川兼輔
No. 98 臨床に役立つ 毛髪治療 update
編集/武田 啓
No. 99 美容外科・抗加齢医療
―基本から最先端まで― 増大号
編集/百束比古
No. 100 皮膚外科のための
皮膚軟部腫瘍診断の基礎 臨時増大号
編集/林 礼人
No. 101 大腿部から採取できる皮弁による再建
編集/大西 清
No. 103 手足の先天異常はこう治療する
編集/福本恵三
No. 104 これを読めばすべてがわかる！骨移植
編集/上田晃一
No. 105 鼻の美容外科
編集/菅原康志
No. 106 thin flap の整容的再建
編集/村上隆一
No. 107 切断指再接着術マニュアル
編集/長谷川健二郎
No. 108 外科系における PC 活用術
編集/秋元正宇

2016 年
No. 109 他科に学ぶ形成外科に必要な知識
―頭部・顔面編―
編集/吉本信也
No. 110 シミ・肝斑治療マニュアル
編集/山下理絵
No. 111 形成外科領域におけるレーザー・光・
高周波治療 増大号
編集/河野太郎
No. 112 顔面骨骨折の治療戦略
編集/久徳茂雄

バックナンバー一覧

No. 113　イチから学ぶ！頭頸部再建の基本
　　　　　編集／橋川和信
No. 114　手・上肢の組織損傷・欠損　治療マニュアル
　　　　　編集／松村　一
No. 115　ティッシュ・エキスパンダー法　私の工夫
　　　　　編集／梶川明義
No. 116　ボツリヌストキシンによる美容治療　実
　　　　　践講座
　　　　　編集／新橋　武
No. 117　ケロイド・肥厚性瘢痕の治療
　　　　　―我が施設(私)のこだわり―
　　　　　編集／林　利彦
No. 118　再建外科で初心者がマスターすべき
　　　　　10 皮弁
　　　　　編集／関堂　充
No. 119　慢性皮膚潰瘍の治療
　　　　　編集／館　正弘
No. 120　イチから見直す植皮術
　　　　　編集／安田　浩

2017 年
No. 121　他科に学ぶ形成外科に必要な知識
　　　　　―四肢・軟部組織編―
　　　　　編集／佐野和史
No. 122　診断に差がつく皮膚腫瘍アトラス
　　　　　編集／清澤智晴
No. 123　実践！よくわかる縫合の基本講座　増大号
　　　　　編集／菅又　章
No. 124　フェイスリフト　手術手技アトラス
　　　　　編集／倉片　優
No. 125　ブレスト・サージャリー　実践マニュアル
　　　　　編集／岩平佳子
No. 126　Advanced Wound Care の最前線
　　　　　編集／市岡　滋
No. 127　How to 局所麻酔＆伝達麻酔
　　　　　編集／岡崎　睦
No. 128　Step up!マイクロサージャリー
　　　　　―血管・リンパ管吻合，神経縫合応用編―
　　　　　編集／稲川喜一

No. 129　感染症をもっと知ろう！
　　　　　―外科系医師のために―
　　　　　編集／小川　令
No. 130　実践リンパ浮腫の治療戦略
　　　　　編集／古川洋志
No. 131　成長に寄り添う私の唇裂手術
　　　　　編集／大久保文雄
No. 132　形成外科医のための皮膚病理講座にようこそ
　　　　　編集／深水秀一

2018 年
No. 133　頭蓋顎顔面外科の感染症対策
　　　　　編集／宮脇剛司
No. 134　四肢外傷対応マニュアル
　　　　　編集／竹内正樹
No. 135　ベーシック＆アドバンス
　　　　　皮弁テクニック　増大号
　　　　　編集／田中克己
No. 136　機能に配慮した頭頸部再建
　　　　　編集／櫻庭　実

各号定価 3,000 円＋税．ただし，増大号のため No. 14,
51, 75, 87, 99, 100, 111 は定価 5,000 円＋税．No. 123,
135 は 5,200 円＋税．
在庫僅少品もございます．品切の場合はご容赦くださ
い．

(2018 年 5 月現在)

本頁に掲載されていないバックナンバーにつきまし
ては，弊社ホームページ(http://www.zenniti.com)
をご覧下さい．

click

| 全日本病院出版会 | 検索 |

全日本病院出版会 公式 twitter 始めました！

弊社の書籍・雑誌の新刊情報，または好評書のご案内
を中心に，タイムリーな情報を発信いたします．
全日本病院出版会公式アカウント(@zenniti_info)を
是非ご覧下さい!!

2018 年　年間購読　受付中！
年間購読料　41,256 円(消費税込)(送料弊社負担)
(通常号 11 冊，増大号 1 冊：合計 12 冊)

次号予告

"安心・安全" な脂肪吸引・注入マニュアル

No.138（2018年6月号）

編集／自治医科大学教授　　　　　吉村浩太郎

脂肪吸引の基本技術とデバイスを
　理解する…………………………吉村浩太郎
少量注入のための，安全で効果的
　な脂肪吸引………………………市田　正成
治療注入のための，安全で効果的
　な脂肪吸引………………………辻　　直子
吸引した脂肪を，注入のために処
　理する方法………………………吉村浩太郎
顔面への脂肪注入法とデバイス①
　……………………………………市田　正成
顔面への脂肪注入法とデバイス②
　……………………………………青井　則之
乳房への脂肪注入法とデバイス①
　……………………………………武藤　真由
乳房への脂肪注入法とデバイス②
　……………………………………朝日林太郎ほか
乳房への脂肪注入法とデバイス③
　……………………………………淺野　裕子

編集顧問：栗原邦弘　中島龍夫 　　　　　百束比古　光嶋　勲 編集主幹：上田晃一　大阪医科大学教授 　　　　　大慈弥裕之　福岡大学教授	No.137　編集企画： 　橋本一郎　徳島大学教授

PEPARS　No.137

2018年5月10日発行（毎月1回10日発行）
定価は表紙に表示してあります.
Printed in Japan

発行者　　末　定　広　光
発行所　　株式会社　全日本病院出版会
〒113-0033 東京都文京区本郷3丁目16番4号
　　　電話（03）5689-5989　Fax（03）5689-8030
　　　郵便振替口座 00160-9-58753

ⓒ ZEN・NIHONBYOIN・SHUPPANKAI, 2018

印刷・製本　三報社印刷株式会社　　　　電話（03）3637-0005
広告取扱店　⑲日本医学広告社　　　　　電話（03）5226-2791

・本誌に掲載する著作物の複製権・翻訳権・上映権・譲渡権・公衆送信権（送信可能化権を含む）は株式会社
　全日本病院出版会が保有します.
・**JCOPY** ＜(社)出版者著作権管理機構　委託出版物＞
　本誌の無断複写は著作権法上での例外を除き禁じられています. 複写される場合は，そのつど事前に，(社)出
　版者著作権管理機構（電話 03-3513-6969，FAX 03-3513-6979，e-mail: info@jcopy.or.jp）の許諾を得てくだ
　さい.
・本誌をスキャン，デジタルデータ化することは複製に当たり，著作権法上の例外を除き違法です. 代行業者等
　の第三者に依頼して同行為をすることも認められておりません.

化粧医学

―リハビリメイクの心理と実践―

新刊

編著　かづきれいこ
（REIKO KAZKI 主宰）

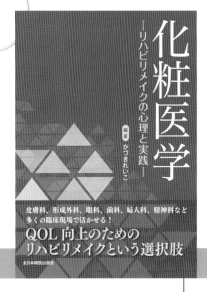

皮膚科、形成外科、眼科、歯科、婦人科、精神科、
さらに看護の現場などで活躍！

様々なシーンで QOL 向上に適応があるリハビリメイク。
執筆陣である各診療科医師の詳細な症例解説と、症例の
病態・背景を考慮したかづきれいこのメイク実践のコラボ
レーションで、リハビリメイクをより深く学べる 1 冊！

■ 2018 年 2 月発売　B5 判　144 頁　オールカラー
　定価（本体価格 4,500 円＋税）

Contents

Ⅰ　【基礎編】まずは知りたい！リハビリメイクとは
　　リハビリメイクとは

Ⅱ　【カウンセリング編】患者との向き合い方
　　カウンセリングのやり方の基礎

Ⅲ　【実践編】さぁリハビリメイクを始めよう！
　　Step 0　リハビリメイクを始めよう
　　Step 1　スキンケア
　　Step 2　血流マッサージ
　　Step 3　かづき・デザインテープ
　　Step 4　肌づくり①
　　Step 5　肌づくり②
　　Step 6　肌づくり③
　　Step 7　眉メイク
　　Step 8　アイメイク
　　Step 9　リップ
　　完　成
　　〈化粧直し法〉

Ⅳ　【疾患編】疾患別リハビリメイク
　〈皮膚疾患〉
　　総　論　顔面にみられる炎症性皮膚疾患
　　　　　　―メイクアップ指導の重要性を含めて―
　　実践編　皮膚疾患に対するリハビリメイク
　〈あ ざ〉
　　総　論　あざの治療
　　実践編　あざに対するリハビリメイク

　〈熱　傷〉
　　総　論　熱傷・熱傷後瘢痕の治療
　　実践編　熱傷後瘢痕に対するリハビリメイク
　〈挫　創〉
　　総　論　挫創、切創の治療
　　実践編　挫創に対するリハビリメイク
　〈口唇裂〉
　　総　論　口唇裂の治療
　　実践編　口唇裂の手術後瘢痕に対するリハビリメイク
　〈婦人科がん〉
　　総　論　婦人科がん治療中の顔貌変化と心理
　　実践編　婦人科がん治療中の顔貌変化に対する
　　　　　　リハビリメイク
　〈悪性腫瘍切除後の頭頸部再建〉
　　総　論　頭頸部の悪性腫瘍後切除後の再建
　　実践編　再建術後瘢痕に対するリハビリメイク
　〈顔面神経麻痺〉
　　総　論　顔面神経麻痺に対する美容再建
　　実践編　顔面神経麻痺に対するリハビリメイク
　〈眼瞼下垂・眼瞼痙攣〉
　　総　論　眼瞼下垂・眼瞼痙攣
　　実践編　眼瞼下垂・眼瞼痙攣に対するリハビリメイク
　〈女性の疾患〉
　　総　論　性差を考慮した医療の実践の場：女性外来
　　実践編　更年期症状にに対するリハビリメイク

Ⅴ　メンタルケアの重要性
　　ボディイメージ―自己と他者を隔てているもの―

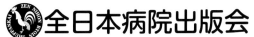

全日本病院出版会　〒113-0033　東京都文京区本郷 3-16-4　Tel:03-5689-5989
　　　　　　　　　http://www.zenniti.com　　　　　　　　　Fax:03-5689-8030

2018年　全日本病院出版会　年間購読ご案内

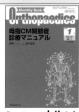

マンスリーブック　オルソペディクス
編集主幹
金子和夫／松本守雄

Vol. 31　No. 1〜13（月刊）
税込年間購読料　38,448 円
（通常号 11 冊・増大号・1 冊・増刊号 1 冊）
2018 年特集テーマ――――――以下続刊
No. 4　知っておきたい半月板損傷の最新知見
No. 5　下肢の手術進入路の手引き　増大

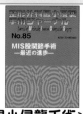

整形外科最小侵襲手術ジャーナル
最先端を分かりやすくまとめた
実践的手術ジャーナルです．
整形外科手術の新しいノウハウを
ぜひ臨床にご活用ください．

No. 86〜89（季刊）
税込年間購読料　13,824 円
（通常号 4 冊：2, 5, 9, 12 月発行）
2018 年特集テーマ――――――以下続刊
No. 87　最小侵襲脊椎安定術 MISt
　　　 の最前線

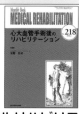

マンスリーブック　メディカルリハビリテーション
編集主幹
宮野佐年／水間正澄

No. 218〜230（月刊）
税込年間購読料　39,398 円
（通常号 11 冊・増大号 1 冊・増刊号 1 冊）
2018 年特集テーマ――――――以下続刊
No. 221　多職種協働による転倒予防 私たちの取り組み
No. 222　チーム医療の中のリハ医のリーダーシップ
　　　　 ―様々なチームシチュエーション―

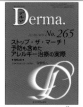

マンスリーブック　デルマ
編集主幹
照井　正／大山　学

No. 265〜277（月刊）
税込年間購読料　40,932 円
（通常号 11 冊・増大号 1 冊・増刊号 1 冊）
2018 年特集テーマ――――――以下続刊
No. 269　足下を固める真菌症診療
No. 270　夏の生き物による疾患の perfect cure

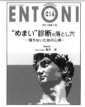

マンスリーブック　エントーニ
編集主幹
本庄　巖／市川銀一郎／小林俊光

No. 214〜226（月刊）
税込年間購読料　40,716 円
（通常号 11 冊・増大号 1 冊・増刊号 1 冊）
2018 年特集テーマ――――――以下続刊
No. 218　耳鼻咽喉科における新生児・乳幼児・小児への投薬 増刊
No. 219　ネブライザー療法

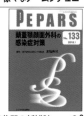

形成外科関連分野の新雑誌　ペパーズ
編集主幹
上田晃一／大慈弥裕之

No. 133〜144（月刊）
税込年間購読料　41,256 円
（通常号 11 冊・増大号 1 冊）
2018 年特集テーマ――――――以下続刊
No. 136　機能に配慮した頭頸部再建
No. 137　外陰部の形成外科

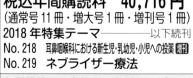

マンスリーブック　オクリスタ
編集主幹
村上　晶／高橋　浩

No. 58〜69（月刊）
税込年間購読料　41,040 円
（通常号 11 冊・増大号 1 冊）
2018 年特集テーマ――――――以下続刊
No. 61　イチからはじめる神経眼科診療
No. 62　実践！白内障難症例手術に挑む

年間購読のお客様には送料サービスにて最新号をお手元にお届けいたします。そのほかバックナンバーもぜひお買い求めください。

♣ 書籍のご案内 ♣

◆ イラストからすぐに選ぶ 漢方エキス製剤処方ガイド
　著／橋本喜夫　定価 5,500 円＋税 B5 判 280 頁
◆ 実践アトラス 美容外科注入治療 改訂第 2 版
　著／征矢野進一
　　　　　　　　定価 9,000 円＋税 変形A4 判 182 頁
◆ 伊藤病院ではこう診る！甲状腺疾患超音波アトラス
　監／伊藤公一　定価 4,800 円＋税 B5 判 148 頁
◆ 化粧医学―リハビリメイクの心理と実践―
　編／かづきれいこ 定価 4,500 円＋税 B5 判 144 頁
◆ ここからスタート！眼形成手術の基本手技
　編／鹿嶋友敬ほか 定価 4,500 円＋税 B5 判 184 頁
◆ ここからスタート！睡眠医療を知る
　　―睡眠認定医の考え方―
　著／中山明峰　　定価 4,500 円＋税 B5 判 136 頁

ご注文は，お近くの書店，もしくはお電話，Fax，インターネット，いずれでも！！

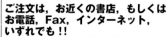
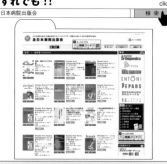

全日本病院出版会
〒113-0033　東京都文京区本郷 3-16-4
TEL：03-5689-5989
FAX：03-5689-8030
http://www.zenniti.com

ISBN978-4-86519-337-4　C3047　¥3000E

定価（本体価格 3,000 円＋税）